急救指南

袁宝明　主编

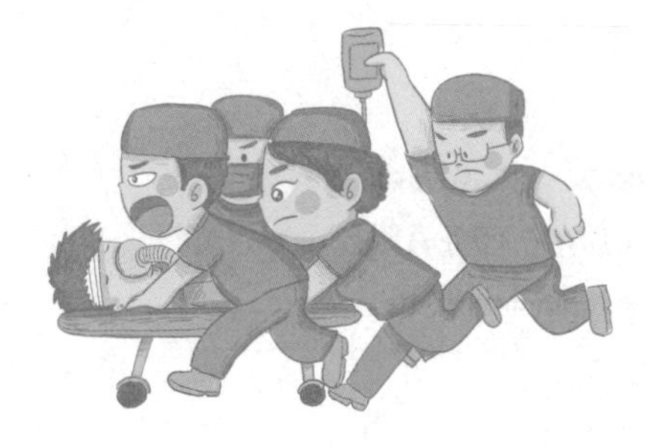

YNK 云南科技出版社
·昆明·

图书在版编目（CIP）数据

急救指南 / 袁宝明主编. -- 昆明 : 云南科技出版社, 2024. -- ISBN 978-7-5587-5678-8

Ⅰ. R459.7-62

中国国家版本馆 CIP 数据核字第 202438JW52 号

急救指南

JIJIU ZHINAN

袁宝明　主编

出 版 人：温　翔
责任编辑：黄文元
特约编辑：郁海彤　安中玉
封面设计：张耀乾
责任校对：孙玮贤
责任印制：蒋丽芬

书　　号：ISBN 978-7-5587-5678-8
印　　刷：德富泰（唐山）印务有限公司
开　　本：710mm × 1000mm　1/16
印　　张：14
字　　数：200千字
版　　次：2024年7月第1版
印　　次：2024年7月第1次印刷
定　　价：59.00元

出版发行：云南科技出版社
地　　址：昆明市环城西路609号
电　　话：0871-64192481

前言

鲁迅先生曾言："时间就是生命，无端地空耗别人的时间，其实是无异于谋财害命的。"在任何情况下，时间都扮演着关键角色。在急救领域，每一秒都是与死神博弈的关键。正确、迅速地进行急救是拯救生命的最后一线希望；相反，过度拖延、浪费时间，则会导致宝贵的生命失去挽救的机会。

急救不仅是医护人员的责任，更是每个人都应该具备的基本技能。对于各种急症，比如昏迷、休克、突发癫痫、抽搐、心肌梗死等，及时地急救可以稳定人们的病情。对于意外伤害，比如食物中毒、煤气中毒、鱼刺卡喉、被毒蛇咬伤等，采取正确的急救措施，也可以将生命从危险边缘拉回。

在现代社会中，面对紧急情况和伤害时，很多人由于缺乏正确的急救知识，可能会采取一些看起来"合理"但实际上错误的行为。当看见有人受伤或骨折时，人们的第一反应可能是急忙上前"帮忙"，比如乱扶、乱拉、乱搬伤者，这一系列错误的操作可能会导致受伤者的伤势恶化，甚至有可能使骨折部位移位等加重伤害。

此外，在面对烧伤或烫伤等皮肤伤害时，虽然人们的初衷都是为了帮助受伤者减轻痛苦，但是在没有专业人员指导的情况下，就随意在患者伤口上乱涂、乱抹药膏或口服其他药物，可能会导致伤口感染或发生过敏反应，进一步破坏皮肤组织。错误的急救行为不仅无法缓解人们的痛苦，反而会加重伤情，甚至有可能威胁生命。

为了让人们了解必要的急救知识，我们精心编撰了《急救指南》一书。本书涵盖了日常急救、居家急救、校园急救、户外急救、儿童急救、老人急救以及已病人群急救七部分，每个部分都包含了多个主题，探讨了近55种疾病并详细讲述了各种危急情况的急救方法，旨在引导广大读者掌握正确的急救知识，帮助自己及他人应对各种突发状况。

在日常急救部分，本书聚焦于常见疾病的急救方法，力求使读者能够在日常生活中从容地应对突发情况。在居家急救、校园急救、户外急救等部分，详尽地讲解了各类急救技能，使读者能够在家、学校、户外等多种场景中熟练地应对各种紧急情况。尤其值得强调的是，在对儿童急救、老人急救以及已病人群的急救部分，我们提供了具体实用的急救措施，为这些特殊人群提供高效而贴心的急救服务。

《急救指南》一书不仅适用于居家急救，也是办公、旅行的急救宝典，同时也是从事院前急救专业人士的急救指南。本书的全面性和实用性使其成为各个场景下不可或缺的参考书籍。通过阅读本书，读者能够培养科学的急救意识，熟练掌握紧急状况下的应对策略，让人们远离危险、远离伤害。

在编写本书的过程中，由于编者水平有限，书中难免会存在一些不足之处。我们真诚地邀请广大读者对书中的内容提出批评和指正，期待与您一同致力于推广和提升急救知识！

目录

第一章
日常急救，莫让“小患”酿“大祸”

在日常生活中，我们时常会遇到一些突发状况。无论是突发疾病还是意外伤害，这些“小患”看似微不足道，若是得不到及时有效的处理，“小患”就有可能演变成难以挽回的“大祸”。因此，拥有一定的日常急救知识和急救技能显得至关重要。

面对突发情况，每个人都应该掌握一些急救技能。比如，拨打“120”急救电话、脚踩到玻璃碴以及食物中毒后的处理。只有掌握这些急救技能，才能避免“小患”酿成“大祸”，真正做到防患于未然。

“120”急救电话，怎样拨打才正确？

“120”是我国统一的呼救电话号码。拨打“120”是向急救中心呼救最简单、最便捷的方式。急救中心是一种24小时全年无休的服务机构，只要是发生在院外的急危重症情况，随时都可以拨打“120”急救电话，以寻求救助。由于这个急救电话关系到生命安全，因此被人们称为“生命热线”。

拨打“120”是生命的第一步，我们每个人都应该了解如何正确地拨打这一急救电话。在紧急情况下，有些人可能由于过度紧张而未能提供及时、有效的急救信息，从而错失了抢救的黄金时机。那么，该如何正确地拨打“120”急救电话呢？这就要求人们注意以下两个方面：

一、拨打“120”的关键要素

1. 提供具体地址

如果是在农村，要先说清楚乡镇的名称，必要时还需说出村庄的名字。如果说不清楚位置，也要尽量告知接线人员周围明显的标志物。如果是在城市，要先讲清楚在哪个区、哪条街、哪条路，还要说出具体的门牌号，甚至可以提供周围商铺或建筑物的名称，以确保救援人员能够尽快到达现场。

2. 讲明呼救原因

在拨打“120”急救电话后，要在第一时间清晰地告知接线员发生了什么情况，必须尽可能提供准确、详细的病情描述，让救援人员能够快速了解患者的基本病情。比如心脏病发作，晕倒在了家里；被车撞到头部后血流不止，晕倒在了大街上，以方便救援人员前来救治。

3. 留下联系电话

在紧急呼救的过程中，除了要拨打“120”急救电话，更为

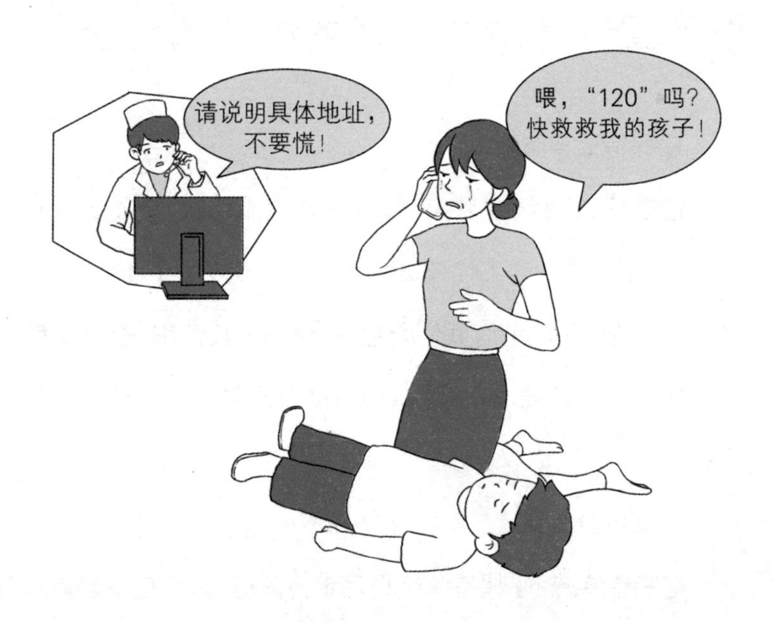

关键的是要留下自己的联系电话。这样可以让救援人员随时与呼救人员取得联系，获取关键信息，确保更迅速、更有效地找到患者。同时，还要了解患者的具体情况，方便出诊人员提前做好救治的准备。

4. 准备相关物品

在等待医护人员时，家属和亲友可以提前帮患者准备好相关证件，例如身份证、医保卡等。这些证件可以帮助医护人员迅速确认患者的身份和获取必要的医疗信息，从而加快诊断和治疗的过程。同时，还要安排一到两名陪同人员，以便医护人员能够更好地了解患者的状况，并协助医护人员的工作。

二、拨打“120”的注意事项

1. 保持语言清晰

在拨打“120”急救电话时，不要语无伦次，更不要大呼小叫，否则指挥中心的工作人员会听不清到底发生了什么事，从而耽误派车的时间。因此，我们要用简洁明了的语言描述紧急状况，确保接警员能够准确理解，从而有助于急救人员更迅速地采取行动。

2. 保持情绪稳定

在紧急情况下，保持情绪稳定十分关键。只有在冷静的状态下，才能让自己更好地组织思维，清晰地陈述患者的状况和细节。如果在工作人员的疏导下，自己依然无法冷静下来，可以请路人

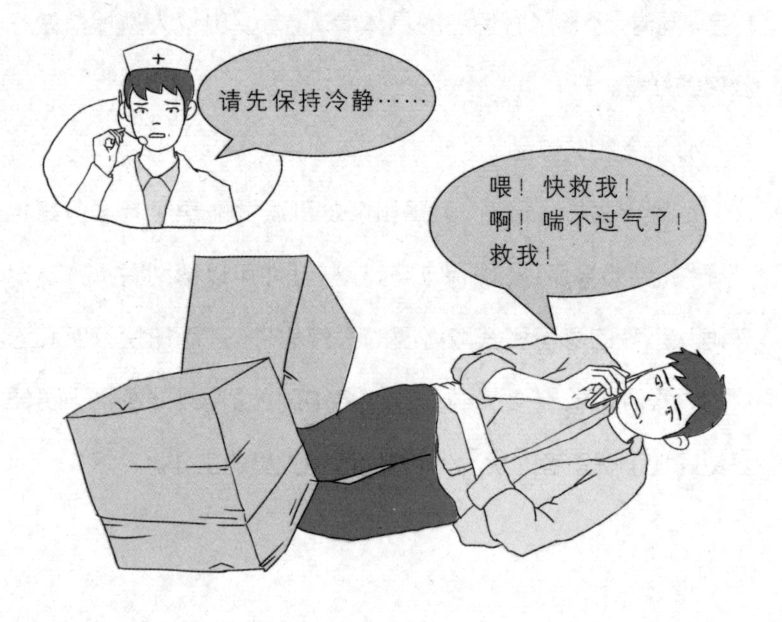

或邻居帮忙。

3. 保持电话畅通

在拨通“120”急救电话后，只需要说出事情的重点，说得太多容易耽误抢救的时间。此外，在与接线员通话时，如果对方没有提示通话结束，就不要急于挂掉电话。否则，你很可能会错过一些重要信息，比如对方可能会教你一些简单的急救措施。

“120”急救电话，是人们生命的重要通道，更是保证人们在突发疾病时能够得到及时诊治的生命线。虽然这三个数字看似十分简单，但其背后却承载着一个个鲜活的生命。因此，我们不能把“120”当作一个随意使用的工具，而应当深刻理解它背后的责任。

对于人们来说，首先，要明确在什么情况下才需要拨打急救电话。其次，要如何正确拨打急救电话。最后，在遇到紧急情况时，应该采取哪种急救措施。只有这样，我们才能争分夺秒地为患者提供救治，以挽救更多宝贵的生命。

手臂脱臼了，不要试图自行复位

在日常生活中，手臂脱臼是一种常见的意外情况。手臂脱臼是什么原因造成的呢？通常来说，它是由于外力作用引起的肩部或肘部关节错位。当手臂发生脱臼时，要尽快寻求医生的帮助。在手臂发生脱臼后要避免冲击、扭曲或过度拉伸手臂。

急救专家特别强调，如果在现实中遇到手臂脱臼的情况，正确的做法是：在手臂脱臼时，我们应该立即停止任何活动，并就地静养。在等待专业救援人员到达的过程中，患者要保持冷静，避免慌乱或尝试自行复位；因为盲目尝试复位，可能会造成血管或神经损伤，也可能会加重伤势，并增加其他并发症的风险。

一、手臂脱臼的主要表现

当手臂脱臼后，通常会伴随着一系列症状，包括剧烈疼痛、局部肿胀、活动受限、弹性固定、关节出现畸形等表现。

1. 剧烈疼痛

当手臂脱臼时，由于关节结构受到不正常的拉伸和扭曲，造成周围韧带、肌肉和其他软组织的损伤，激活了疼痛感受器。这种疼痛可能是刺痛、灼热或钝痛，其疼痛程度取决于损伤的严重程度。

2. 局部肿胀

当手臂脱臼时，常伴随着周围软组织的损伤，有时甚至会有少量出血，从而导致脱臼的关节出现明显的肿胀。这种肿胀往往是由于损伤导致的组织炎症反应，包括局部血管扩张和渗出液增加等生理反应。

3. 活动受限

手臂脱臼发生在关节部位，导致关节出现明显的活动障碍。在正常情况下，关节的正常运动受到韧带、肌肉和其他软组织的协调作用，确保关节的稳定性。但是，一旦发生脱臼，这种稳定性就会被打破，使关节的正常屈曲、伸展等运动受到限制，从而出现活动受限的现象。

4. 弹性固定

当手臂脱臼时，脱臼的骨头会在特定位置固定，形成一种弹性固定状态，使手臂无法自由活动，这就叫弹性固定。如果出现上述症状或怀疑出现手臂脱臼，就要及时到医院就诊，配合相关检查，以确认脱臼的程度和位置，后遵医嘱进行规范治疗，以免延误病情。

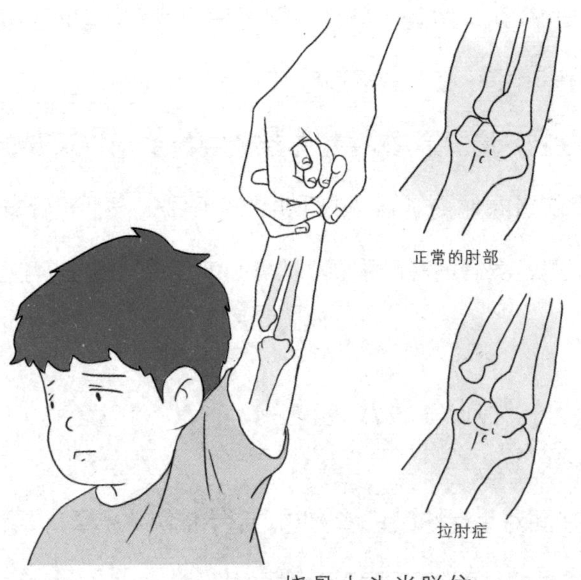

桡骨小头半脱位

5. 关节出现畸形

由于关节错位引发的脱臼，关节位置的不正常排列容易出现明显的畸形。在正常情况下，关节的结构和位置是通过韧带、肌肉和其他支持组织的协调作用来维持的。当脱臼发生时，这种协调性被破坏，使关节不能保持正常的结构。

二、手臂脱臼的急救措施

1. 手臂脱臼后，要确保受伤者保持静止，不要随意移动受伤的手臂。之所以要保持静止，是为了保护患者的关节和周围组织，也有助于缓解疼痛，减少进一步的损伤风险。

2. 可以使用被子或其他柔软的物品来支撑受伤的胳膊。通过这种支撑，可以减轻关节和周围组织的负担，有助于缓解疼痛感，并为伤者提供临时的舒适感。

3. 在特殊情况下，如果受伤者需要移动，可以采取谨慎的步骤。让受伤者握住受伤胳膊的手肘，使用另一只手轻轻支撑受伤的手腕，然后缓慢地转动手臂，以帮助恢复手臂的正常位置。

三、手臂脱臼的注意事项

1. 在面对手臂脱臼等情况时，自行推拿或按摩，很可能会增加关节错位或周围组织进一步受损的风险。

2. 手臂在脱臼后进行修复时，医生可能会建议使用支具来帮助患者保持胳膊的稳定。支具有支撑和保护的作用，也有助于伤势的康复。支具要根据不同阶段的病情及时更换，而且要按照医生的要求进行佩戴，以确保手臂能够得到充分的支持。

3. 如果胳膊脱臼后出现任何不寻常的症状，诸如皮肤变紫、出现瘀斑或感觉丧失等情况，应该立即就医。如果这些异常症状不引起重视，可能会延误治疗，增加康复的复杂性和风险。

4. 要遵循医生的建议和治疗计划，在医生的指导下，逐步提高活动水平，以确保受伤部位得到全面的治疗和有效的康复。

手臂脱臼是一种紧急情况，对于患者而言，千万不要试图自行复位手臂脱臼。因为关节脱臼是一种专业医疗问题，需要在医

千万不要自行复位，
及时去医院寻找专业医生

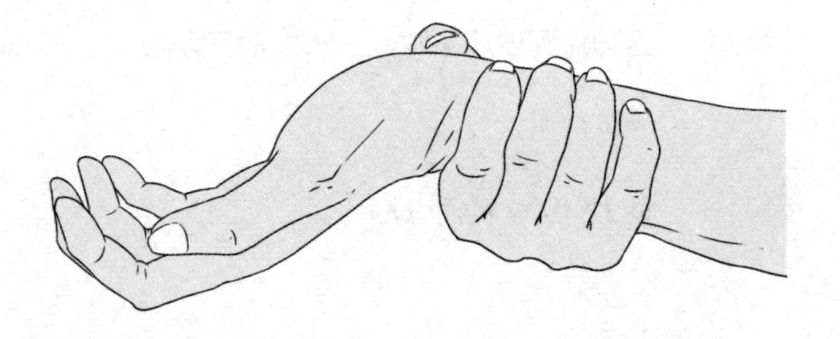

疗环境中进行处理。因此，一旦手臂脱臼，应该立即就医，接受专业医生的诊断和治疗。

脚踩到玻璃碴，应该如何处理？

在日常生活中，玻璃制品极为常见，常被人们用作装饰品、餐具、家居用品等。如果在打扫卫生或使用过程中操作不当，就会导致玻璃制品掉落到地上。一旦玻璃制品摔落并碎裂后，周围就会散落大量的玻璃碎片，即使清理，地面上也会残留许多细小的玻璃碴，成为潜在的危险。人们在未察觉的情况下踩到这些玻璃碴，就会给自己带来意外的伤害。

当出现脚踩到玻璃碴这种突发情况时，会引发一系列健康问题，包括创伤、出血甚至感染等。为了在发生这一情况时能够迅速、有效地做出应对，不仅要掌握正确的处理方法，还要采取一系列预防措施，以最大程度地降低感染和其他潜在并发症的风险。那么，当脚踩到玻璃碴时，应该如何处理呢？

一、处理伤口的步骤

1. 检查伤口

在踩到玻璃碴后，首先，要保持冷静，迅速找个安全的地方坐下；其次，要仔细检查伤口，了解伤口的深度和伤口内是否有异物。如果玻璃碴仍然残留在伤口中，不要试图直接取出，以免引起更多的出血和伤害。

2. 及时止血

在检查伤口的同时，观察出血情况也是至关重要的。如果伤口有出血，应迅速采取止血措施，使用干净的纱布或手帕轻轻按压伤口，控制血流。此外，将受伤的脚抬高，有助于减缓血流，进一步减少出血量。

3. 清洗伤口

当踩到玻璃碴后，应尽快清洗伤口。首先，使用碘伏对损伤处进行彻底消毒；其次，清除皮肤表面的玻璃碴并检查皮肤损伤的情况；最后，对皮肤有破损的部位，用镊子或止血钳进行探

1.用清水冲洗

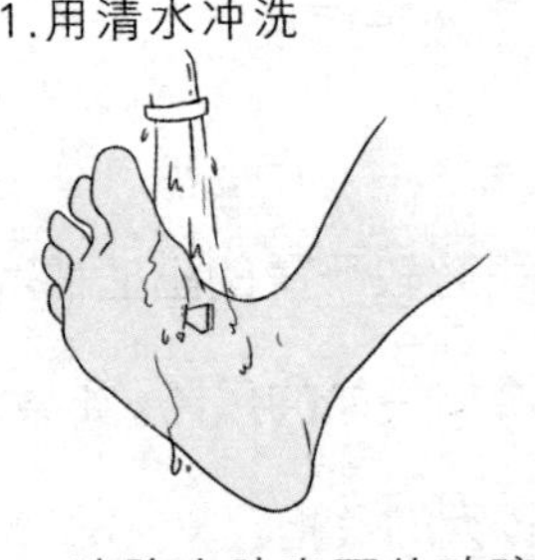

2. 用碘伏消毒

3. 清除皮肤表面的玻璃渣

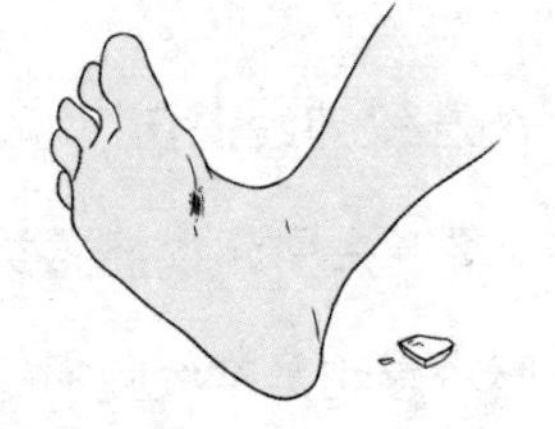

4. 用镊子取出伤口处的残余玻璃渣

查，将伤口处玻璃碴彻底取出。清创后，用无菌纱布覆盖并包扎伤口，定期更换敷料。

4. 日常护理

为了促进伤口快速愈合，最好在伤势发生后进行卧床休息，尤其是在初期。卧床休息可以有效减轻伤口的压力，有助于减缓出血和减轻疼痛感。此外，在日常生活中，建议患者更换宽松、柔软的鞋子，以避免再次碰到玻璃碴。

二、伤口可能引发的并发症

1. 细菌感染

踩到玻璃碴后，如果伤口处理不当或清洁不彻底，可能导致感染的发生，主要表现为红肿、疼痛、渗液等症状。

2. 引发出血

玻璃碴可能导致深层组织受损，引起较严重的出血情况。在这种情况下，伤口可能会更深，进而增加失血的风险。如果不及时处理，失血量的增加会对身体造成较大的负担。

3. 神经损伤

玻璃碴不仅能引起表面伤口，还能导致神经损伤，引发一系列神经系统问题。当伤害到神经时，可能会引起疼痛感觉异常，表现为持续或剧烈的疼痛。同时，麻木感也是神经受损的常见症状。

4. 异物残留

在自行处理踩到玻璃碴的伤口时，有可能遗漏清理伤口中的异物，尤其是细小的玻璃碴。残留的异物会导致长期的不适感和慢性问题，引起炎症、感染或其他并发症。

三、预防感染的注意事项

1. 定期更换敷料

维持伤口的清洁和干燥，对促进伤口愈合有至关重要的作用。定期更换敷料是一项简单、有效的措施，不仅可以防止在潮湿的环境中滋生细菌，还可以减少感染的风险。

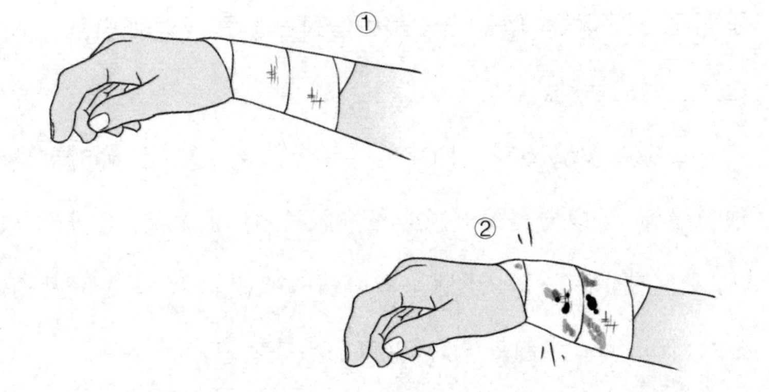

2. 遵循医嘱用药

在预防感染时，遵循医嘱是不可或缺的一环。医生可能会开具抗生素等药物，旨在预防或治疗可能发生的感染。为了确保药物的有效性和最大程度地减少感染的风险，患者应严格按照医嘱，并完成整个药物疗程。

3. 避免局部受压

为了能够有效减轻身体对受伤处的负担，可以采取一系列措施。首先，尽量避免直接压迫伤口的活动或姿势，尤其是站立或行走时；其次，在需要移动时，可以考虑使用拐杖或助行器，以分担身体的重量，减轻受伤处的负担。

4. 避免剧烈运动

在医生的建议下，最好避免做剧烈的运动和高强度的活动，以防止对伤势造成进一步的损害。在这一期间，保持适度的活动是为了促进康复，但是应该避免做过于激烈或对受伤部位施加过大压力的活动。

脚踩到玻璃碴是一种常见的意外伤害，通过正确的处理和预防措施，可以显著降低感染和其他并发症的风险。在处理伤口时，务必要保持冷静，迅速采取必要的措施，并在需要时及时就医，让伤口得到及时处理，确保伤口更快地愈合。

长期不吃早餐，易患上胆结石

早餐，作为一天中重要的一餐，发挥着维持身体机能和促进健康的关键作用。这一重要性源于早餐所提供的丰富的营养物质，为身体提供一天所需的能量和养分。早餐能够为人的身体提供必需的能量，支持新陈代谢的正常运转，并在各种活动中满足身体的能量需求。

按时吃早餐对身体有很多益处，但是，仍有一些人选择忽略吃早餐，这可能是因为现代生活的节奏快，很多人感到时间紧张，无法为早餐安排足够的时间。也有一些人是因为追求减肥、控制卡路里摄入，或者单纯缺乏食欲而选择不吃早餐。殊不知，长期不吃早餐可能会导致胆汁淤积，从而增加患上胆结石的风险。这一关联的背后，存在着一系列复杂的生理和代谢方面的问题。

1. 胆汁分泌减少

长期不吃早餐会使胆汁分泌减少，导致胆固醇含量达到饱和，形成结石。胆汁是在肝脏中产生的消化液，含有胆盐、胆固醇等多种成分。在正常的生理过程中，摄入食物后，胆囊会收缩并释放胆汁，在消化系统中起到脂肪消化的作用。长期不吃早餐，会使胆汁长时间停滞在胆囊中，导致胆盐和胆固醇过度饱和。这种过度饱和的胆汁，是胆结石形成的催化剂。

2. 出现血糖波动

长期不吃早餐会导致血糖波动，容易引发胰岛素抵抗。胰岛素是一种调节血糖水平的激素，同时也与脂肪代谢有关。这一状况与胆结石的形成有一定的关系，因为胰岛素抵抗可能会导致脂肪分解和代谢异常，使体内的脂肪更容易积聚。这种不正常的脂肪代谢会对胆汁的正常排泄产生负面影响，从而增加结石形成的风险。

3. 体重发生变化

长期不吃早餐还可能导致体重发生变化。一些人想通过不吃早餐以达到减肥的目的，殊不知这种行为可能会产生相反的效果。研究表明，长期不吃早餐与肥胖之间存在关联，而肥胖是导致胆结石形成的危险因素之一。过度缩短进食时间可能会使

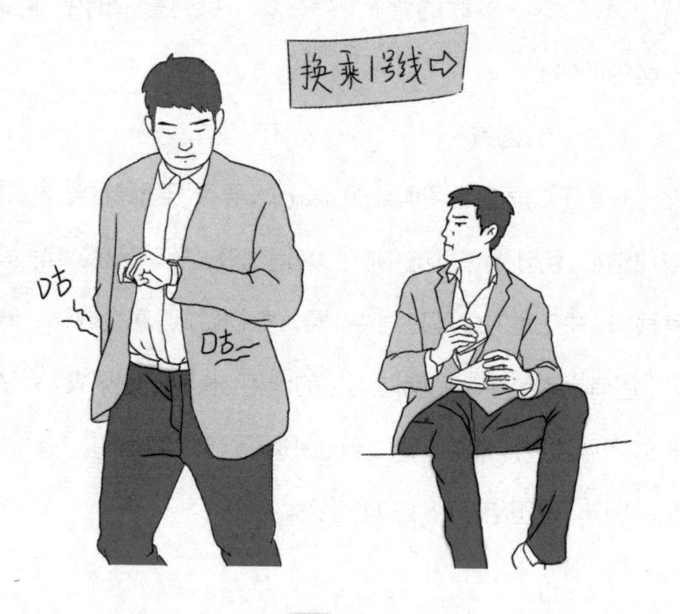

饥饿感增加，使人们在后续进餐时更容易摄入过多的热量，从而影响体重控制。

由此看来，长期不吃早餐有诸多的弊端。为了有效降低患上胆结石的风险，人们应当尽早认识到早餐的重要性，平衡膳食结构，并养成及时进食早餐的良好习惯。这有助于维持正常的胆汁流动，有效减少因长时间胆汁停滞而形成胆结石的风险。同时，人们还应当注重选择富含膳食纤维、低脂肪的食物，并保持适度的运动。定期运动有助于促进新陈代谢、维持体重，减少形成胆结石的可能性。

早餐不仅能减轻我们当下的饥饿感，更能为我们的身体提供了全天所需的能量和养分。这种均衡的饮食模式有助于防范胆结石等健康问题，为身体的正常功能提供了支持。通过重视早餐这一重要的饮食时段，我们才能在日常生活中采取切实可行的措施，减少胆结石的风险。

不慎溺水了，可以这样做

水，虽然是生命之源，但也可能成为生命之险。在日常生活中，溺水是常见且具有危险性的意外事件。无论是在水上活动中的瞬间失足，还是在水域探险中的意外遭遇，都存在着潜在的溺水风险。在水域，一刹那的不慎都有可能引发生命的危机。

因此，人们有必要正确认识水的潜在危险性，了解如何在水

中保持冷静，寻求帮助，并安全脱离水域。这不仅关乎个人的安危，更关乎我们对身边人的责任。在应对溺水危机时，我们不仅要掌握一些溺水的自救法和急救法，还必须了解溺水急救的注意事项，因为这些都可能是挽救生命的关键所在。

一、溺水的自救法

溺水时的自救方法可以分为水中抽筋自救法、被水草缠绕自救法、身陷漩涡自救法和过度疲劳自救法四种。

1. 水中抽筋自救法

抽筋主要发生在小腿和大腿，有时也可能出现在手指、脚趾及胃等部位。当人们在游泳的过程中发生抽筋时，千万不要惊慌。首先，要停止游动，确保不再用抽筋的部位做过多的运动；其次，在停止游动时，要深呼吸一口气，仰面浮于水面，以保持身体平衡。根据抽筋的部位，可以采取不同的自救方法。等待抽筋部位有所缓解后，建议改用不同的游泳姿势游回岸边，以避免再次刺激同一部位而发生抽筋。

2. 被水草缠绕自救法

被水草缠绕时，保持镇定是解决问题的关键，切记不要惊慌踩水或乱动，因为这样肢体可能会被水草越缠越紧，或者在淤泥中陷得更深。被水草缠绕自救，一种方法是采用仰泳的姿势，即将两腿伸直，用手掌反向划水，沿着原路缓慢地退回；另一种方

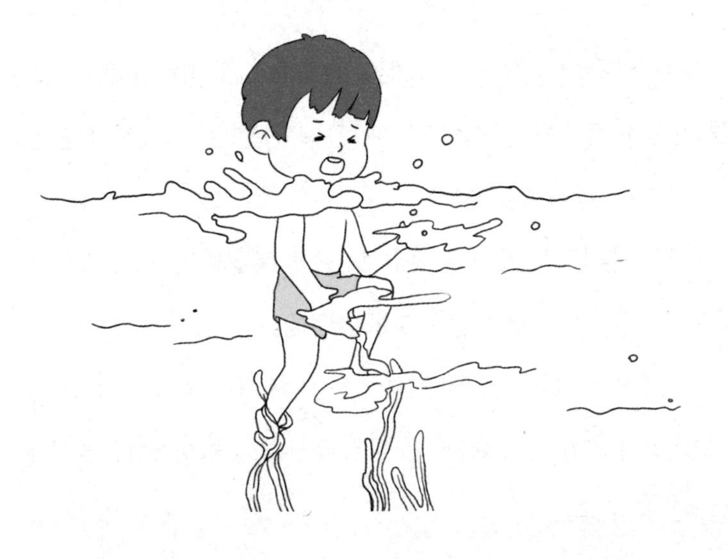

法是平卧在水面上，使两腿分开，随后用手解脱缠绕。

3. 身陷漩涡自救法

身陷漩涡时，切勿踩水，而应迅速平卧水面，沿着漩涡边缘，采用爬泳的方式快速游动。因为旋涡边缘的吸引力不强，不容易卷入面积大的物体，因此身体平卧水面是一种有效的自救方法。

4. 过度疲劳自救法

过度疲劳时除了呼救外，还可以采取仰卧位的方式。在这种情况下，将身体置于水中，头向后仰，以确保鼻部能够露出水面，便于呼吸。在进行自救时，要注意控制呼吸，呼气要保持浅，吸气则要尽量深。这是因为人们在深吸气时，人体的比重相对于水稍轻，有助于身体浮出水面。

二、溺水的急救法

在强化预防的同时，了解相关的急救知识和技能显得尤为重要。在意外事件发生的紧急时刻，迅速采取救助行动刻不容缓。以下五个方面是必须知道的。

1. 迅速拨打“120”急救电话，并确保提供准确、详细的位置信息，以便救援人员能够尽快抵达现场。

2. 在进行救援时，最佳的做法是从背部将落水者的头部托起，或者从上方拉起其胸部，确保其面部能够露出水面，然后有序地将其拖至岸边。

3. 让溺水者的头部朝下倾斜，撬开其牙齿，迅速谨慎地清除口鼻内的堵塞物，确保空气通道畅通。

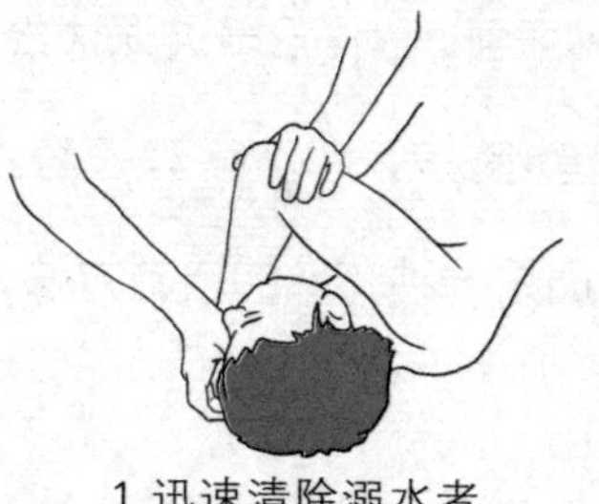

1.迅速清除溺水者口、鼻中的污物

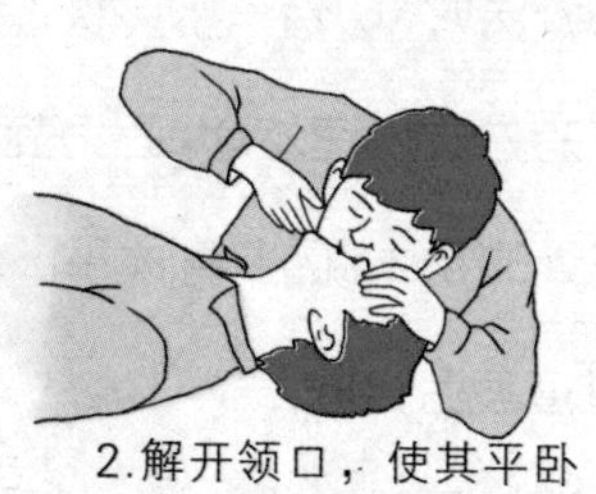

2.解开领口，使其平卧以保持呼吸道通畅，再给予两次人工呼吸

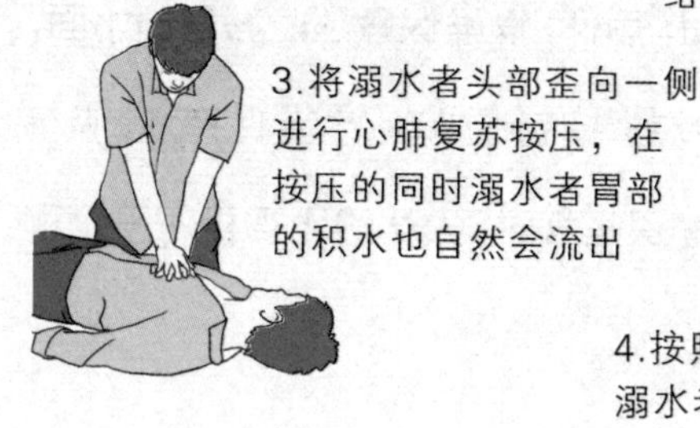

3.将溺水者头部歪向一侧进行心肺复苏按压，在按压的同时溺水者胃部的积水也自然会流出

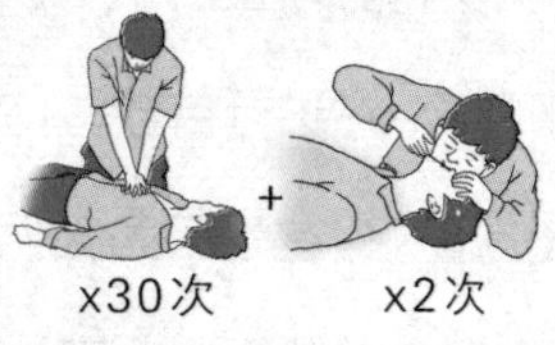

4.按照此频次循环进行，直到溺水者苏醒或急救人员到来为止

4. 救人者应采取半跪的姿势，将自己的手臂放在溺水者的腹部，然后使溺水者头朝下并拍背，有助于排出呼吸道内的积水。

5. 对于呼吸微弱或心跳刚刚停止的溺水者，立即展开人工呼吸，确保呼吸道通畅。同时要配合进行胸外心脏按压，以促进血液循环。

三、溺水急救的注意事项

1. 一旦溺水者成功上岸，若意识清醒，呼吸和脉搏正常，无须其他操作，只需立即拨打“120”急救电话。即使溺水者看似无明显不适，也要立即送往医院进行全面检查，以确保呼吸系统和神经系统没有受到损伤。

2. 如果溺水者出现昏迷但仍有呼吸和脉搏的情况，救助者应立即拨打“120”急救电话。随后，及时清理溺水者的口鼻，将溺水者放置成稳定的侧卧位，有助于防止窒息并保持呼吸通畅。在等待救援车辆的过程中，密切观察溺水者的呼吸和脉搏情况。

3. 如果溺水者出现昏迷、无呼吸、无脉搏的情况，救助者应立即拨打“120”急救电话。在等待救护车的过程中，救助者需要立即展开心肺复苏，包括进行胸外心脏按压和人工呼吸，以维持血液循环和氧气供应。

在面对溺水事故时，每个人都有责任成为急救的第一响应者。通过增强公众的急救意识，积极学习基本的急救知识和技能，可以在紧急关头为他人提供援助。生命诚可贵，每个人都应该负起责任，共建一个安全的生活环境。

休克非昏迷，昏迷非休克

在日常生活中，我们总会遇到自己或他人晕倒的现象。但是，很多人存在着一种普遍的误解，认为休克和昏迷是同一种症状，休克即昏迷，昏迷即休克。但实际上，它们代表着两种截然不同的生理状态，需要不同的应对方法。

人们之所以将昏迷和休克混淆，可能源于它们在表现上的某些相似之处。在紧急情况下，准确理解休克和昏迷的区别至关重要。通过充分了解两者的不同特征，能够让人们更准确地识别症状，采取合适的急救方法，并最大程度地帮助自己和他人度过危险关头。

一、昏迷和休克的相同点

1. 两者都属于严重的生理紊乱状态

两者都有可能对患者的生命造成一定的威胁。这种紊乱是机体在应对极端条件或面对严重疾病时的一种极端生理反应，是生命体征受到严重干扰的状态。无论是昏迷还是休克，都要求迅速而有力的急救措施，以最大限度地减少患者可能面临的危害。

2. 症状表现都存在相似之处

两者都有可能伴随意识丧失，使患者在表面上呈现出一种无法与外界互动的状态。在这种状态下，患者可能会表现出眼睛闭合、反应迟缓等外在迹象，甚至可能没有对外部刺激的明显反应。这种共同的症状，使初步观察很难准确地判断出患者是处于昏迷还是休克状态。

3. 与多种疾病或状况有关

两者都可能由创伤、心血管问题、中毒等引起，正是这些共同的病因，使它们在某些方面存在相似的致病机制。其中，包括血液循环系统的紊乱和氧供应不足等。

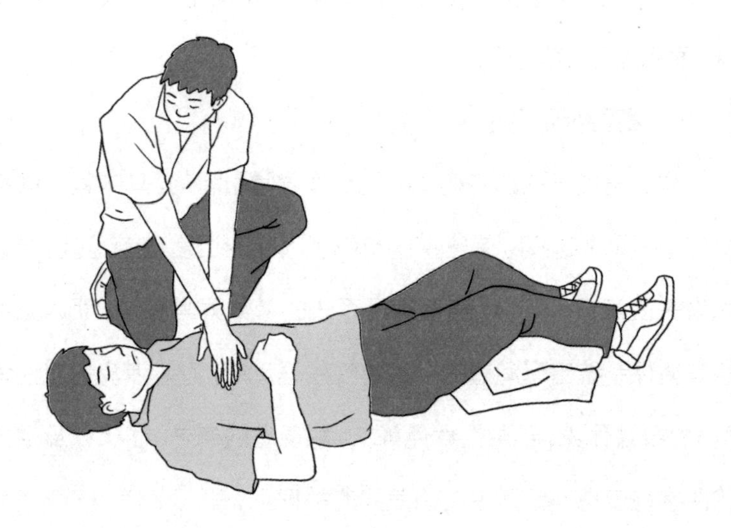

尽管昏迷和休克在某些方面存在相似之处，但它们也有许多不同之处。昏迷和休克是两种不同的医学状况，每种状况都具有独有的特征和发生机制。

二、昏迷和休克的不同点

1. 症状表现不同

昏迷是指患者陷入一种深度无意识的状态，失去对外界刺激的感知和反应能力。这一状态可能源自脑部损伤、中毒、代谢性疾病等。在昏迷状态下，患者无法自主清醒，眼睛可能处于闭合状态，对声音或疼痛刺激缺乏正常的反应。而休克是一种与循环系统紊乱有关的急性生理反应，导致全身氧供应不足和营养供应不足，主要表现为血压急剧下降、心率增快、皮肤湿冷等症状，而患者仍然有意识。

2. 常见病因不同

昏迷是由于脑部结构或功能出现异常引起的，其中包括颅脑外伤、中风、脑炎等。这些疾病影响了大脑的正常功能，可能导致患者失去意识，同时伴随着神经系统的其他异常表现。而休克通常是循环系统出现问题的一种急性生理反应，可能涉及失血性休克、感染性休克、心源性休克等。了解患者的病史、症状以及相关的医学检查是确诊两者之间差异的关键。

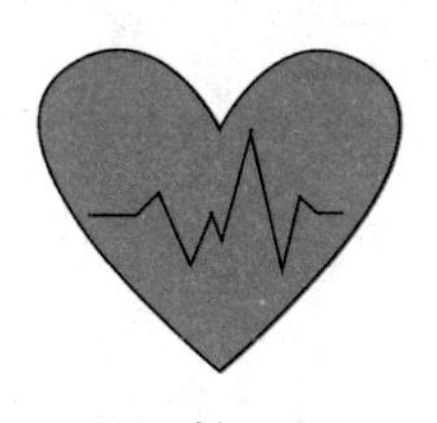

心源性晕厥

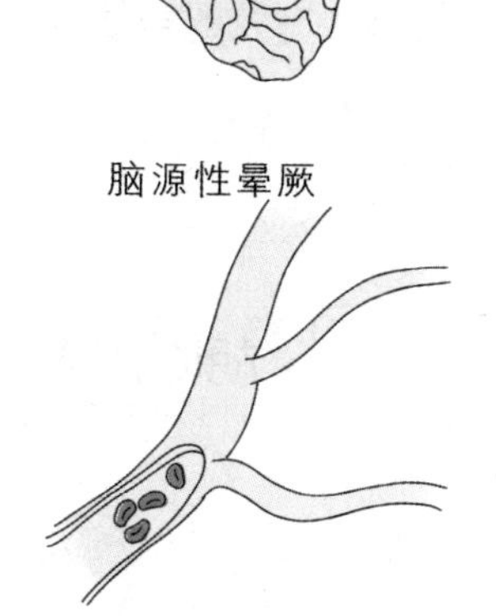

脑源性晕厥

血管迷走性晕厥

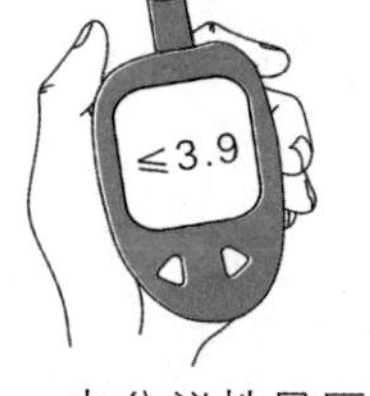

内分泌性晕厥

3. 急救处理不同

对于急救处理，昏迷和休克需要采取不同的干预措施。对于昏迷患者，重点是维护呼吸道通畅、确保氧气供应，以及处理可能导致昏迷的原因。对于休克患者，急救的关键在于迅速纠正循环系统的异常，以确保足够的血液流向关键器官。液体复苏是常见的急救手段之一，通过输液来增加血容量，进而提高血压。

4. 治疗方法不同

对于昏迷患者，治疗需要在神经专科的监护下进行，包括神经影像学检查、药物治疗等。根据昏迷的病因，可能需要使用抗癫痫药物、镇静剂或其他特定的药物来控制症状。对于休克患者，治疗通常需要密切监测患者的生命体征和神经状态，以及随时调整治疗计划，确保患者得到最佳的护理。

面对有人晕倒的情况时，我们需要密切关注患者的体征和症状，以便正确判断是昏迷还是休克，并相应地进行急救。在实际生活中，了解这两种病症的相同点和不同点，可以为自己和他人提供及时、有效的帮助。因此，对昏迷和休克的正确认知，是每个人都应该具备的基本急救知识之一。

胡吃海喝，警惕食物中毒

生活中，那些爱吃的人总是追求舌尖上的美味，尝遍各种美食似乎已成为他们生活中的一部分。殊不知，在每一道美味佳肴背后都潜藏着一种食物中毒的威胁。这就表明，虽然美食令人陶醉，但危险却也如影随形，提醒人们在品尝美味的同时也要保持警惕，以免成为食物中毒的受害者。

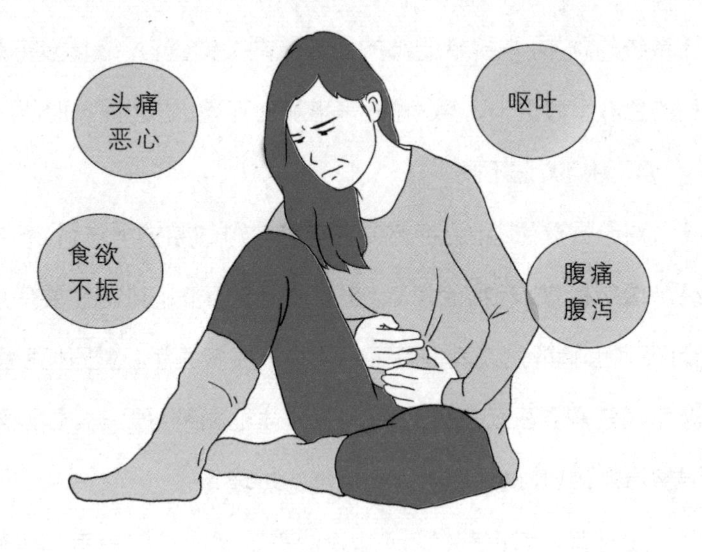

食物中毒是日常生活中一种最常见的急症，通常源于摄入了含有生物性、化学性有毒有害物质的食品或误食有毒有害物质，随之出现非传染性的急性或亚急性疾病。简而言之，食物中毒是食用了对人体健康有害的物质而导致的急性中毒性疾病。

一般来说，食物中毒可以分成胃肠型、神经型和细菌型三种类型。其中，胃肠型食物中毒以恶心、呕吐、腹痛、腹泻为主；神经型食物除了恶心、呕吐外，还可能伴有头晕、头痛的症状，甚至可致眼部肌肉瘫痪等；细菌型食物中毒则是因摄入了含有沙门氏菌属、大肠杆菌、肉毒杆菌等致病菌的食物而引发。因此，人们在探寻美食的过程中，还需要了解一些与食物相关的重要信息。

1. 了解食物中毒的原因

微生物污染是最为常见的原因之一，细菌、病毒、寄生虫等在不适宜的环境中滋生，一旦进入人体，就可能会引发食物中毒。食物中的毒素也是潜在的危险源，如霉菌产生的黄曲霉毒素、大肠杆菌产生的毒素等，都会危及人体的健康。此外，化学物质的污染也是导致食物中毒的重要原因之一，如重金属、农药、激素等。

2. 保持对食物来源的警惕

尽量选择正规的餐厅或者正规的食品店购买食材，仔细查看食品的生产日期、保质期等重要信息，这是预防食物中毒的第一步。尤其是在购买易腐食材时，更要确保冷链的稳定，防止微生物繁殖引起的污染。同时，还要避免食用生冷食物，尽量选择熟食，降低食物中毒的风险。

3. 注重食材的烹饪过程

在烹饪的过程中，确保食材经过充分的烹饪，保证其彻底煮熟，尤其是那些容易受到污染的海鲜等食材，更需要特别小心。在食物的储存方面，同样要给予足够的重视。生肉和熟食要分开存放，以防止发生交叉污染。如果储存食物的方法得当，不仅能延长食材的保质期，还有助于维持其营养价值。

4. 关注与食品安全相关的新闻

深入了解潜在风险以及相应的预防措施，以增强自我保护意识。特别是在食物中毒高发的季节或地区，应加倍小心，选择可靠的食品来源，以降低潜在风险。定期关注食品安全新闻，有助于了解当前食品行业的动态和可能存在的风险因素。

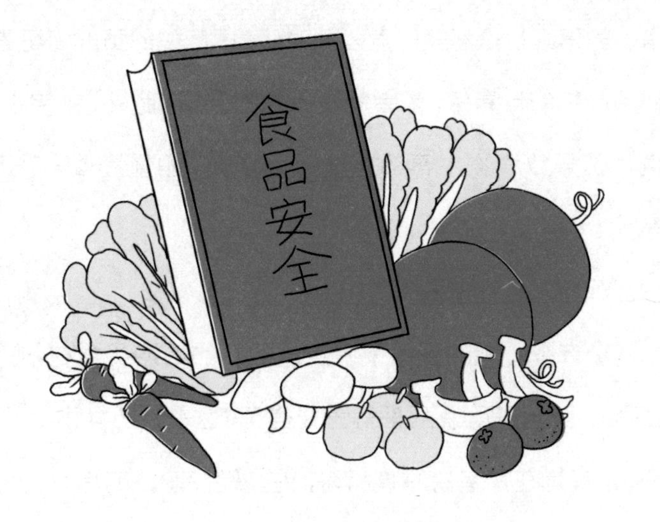

食物中毒的危险并不是危言耸听，而是一种需要高度警觉的现实。虽然人们追求美食的热情可嘉，但在品尝的过程中，对食品安全的警觉性至关重要。美味与健康并非对立关系，而是一种可以相互共存的理念。通过明智的食物选择、正确的烹饪方法以及规范的食品储存，人们可以在确保个体健康的前提下，尽情领略各种美味。

因此，人们需要明白，小心谨慎并非是让人放弃对美食的热爱，而是在享受美味的同时，将健康置于至高无上的位置。警惕食物中毒，小心吃货变“吃祸”，让美食成为生活的精彩享受，而非潜在的健康威胁。

长了口腔溃疡，怎样好得更快？

口腔溃疡，俗称“口疮”，是一种在口腔黏膜表面出现的常见疾病。这些溃疡的形态多呈米粒或黄豆般大小，一般是圆形或卵圆形的形状，并且带有红色或白色的边缘。这一口腔疾病的症状表现为口腔黏膜表面的疼痛感、灼热感或刺痛感，有时还伴随着局部区域的红肿或溃烂。为了缓解口腔溃疡带来的不适，患者不仅需要深入了解口腔溃疡的常见病因，还应该积极采取预防措施，以降低患病风险。

一、口腔溃疡的常见病因

1. 精神因素

当人们长期陷入熬夜、睡眠不足、工作劳累以及精神过度紧张的状态时，就容易导致自主神经系统失调。这种自主神经系统失调不仅会影响身体其他系统的正常运作，也容易引发口腔溃疡。

2. 遗传因素

当父母双方均患有复发性口腔溃疡，子女继承了他们的基因，增加了患病的风险。遗传因素可能涉及对免疫系统的遗传易感性，使子女更容易受到口腔黏膜的异常刺激而发生溃疡。

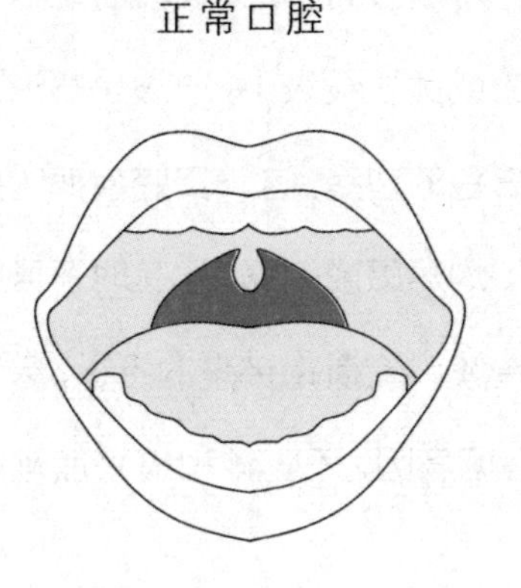

3. 内分泌失调

在日常生活中，不少女性在月经期出现口腔溃疡，这是因经期内分泌失调而致。月经期间，某些女性可能会出现雌激素水平下降，这种内分泌失调可能会导致口腔黏膜的抵抗力下降，使其更易受到刺激和感染，从而引发口腔溃疡。此外，经期内分泌失调还可能伴随着免疫功能的改变，增加了口腔溃疡的发生风险。

4. 消化系统疾病

胃溃疡、十二指肠溃疡、肝炎、溃疡性结肠炎等疾病患者往往面临整体免疫能力下降的挑战，这些慢性疾病的存在可能会导致全身性免疫系统的异常活动，使患者更容易受到口腔黏膜的损害，更易引发口腔溃疡。

二、预防口腔溃疡的方法

1. 培养良好的卫生习惯，保持口腔清洁是预防口腔疾病的首要步骤。首先，要重视口腔的卫生，定期刷牙，使用含氟的牙膏，保持口气清新。其次，防止口腔黏膜的损伤，最好使用柔软的牙刷，轻柔地刷洗牙齿和牙龈。再次，限制烟和酒的摄入，也可以维护口腔的健康。最后，减少摄入辛辣刺激的食物，有助于降低口腔黏膜的过度刺激，减少不适感。

2. 确保每天获得足够的睡眠，为了提高睡眠质量，要注意避免过度疲劳，合理安排工作和休息时间。同时，保持心情舒畅和乐观开朗，也可以有效减轻精神压力，促进心理平衡。除了以上建议，维持适度的锻炼也是促进良好睡眠和心理健康的重要手段。

3. 重视生活规律性和营养均衡性，可以维持身体的正常功能。平时只要定时进食、作息和排便，有助于促进肠道蠕动和正常的排便功能。在日常饮食中，应注重摄入各类营养物质，以有效预防便秘。此外，保持足够的水分摄入也是防止便秘的重要因素。

4. 女性在经期前最容易患病，在这个特殊时期，更要注意保养，合理饮食，摄足营养。女性患溃疡的原因多与雌激素不足有关。所以，女性朋友要多食用可以补充雌激素的食物，比如大豆、洋葱等。除了饮食方面的调理，女性在月经前还应该保证充足的

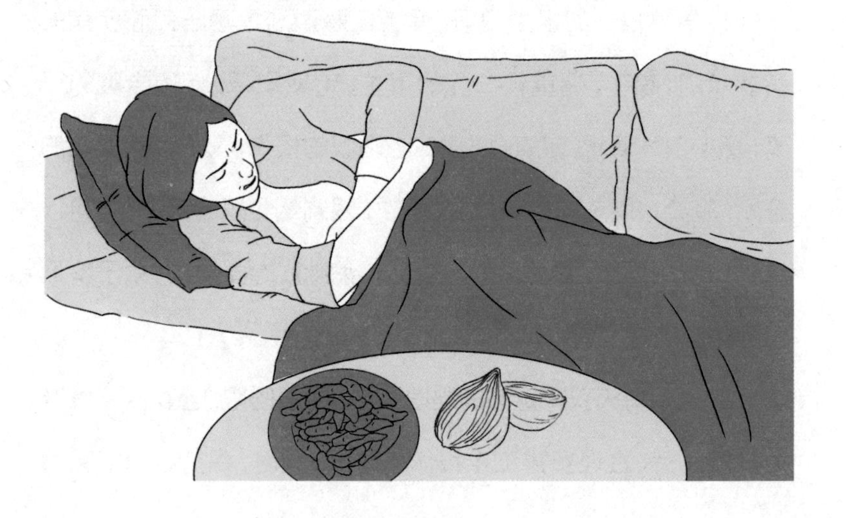

休息和合理的运动，以维持身体的平衡状态。

长了口腔溃疡，怎样做才能好得更快呢？虽然可以采取多种方式，但更重要的是维护口腔健康。通过良好的口腔卫生习惯、合理的饮食和生活规律，可以有效降低口腔溃疡的发生概率。然而，对特定情况和持续困扰的口腔问题，及时咨询专业医生是确保口腔健康的明智之举。这样的维护工作不仅有助于治疗已有的口腔问题，更能够预防口腔溃疡的发生。

第二章

居家急救，争分夺秒为生命“护航”

时不我待，争分夺秒是一种做事的态度，也是一种实际行动。在居家急救中，其关键不仅在于能够快速精准地反应，还在于提前预防和做足准备。拥有一套完备的急救箱并熟知家庭成员的基本状况，可以大幅度提高人们在意外情况下的应对能力。

在家庭中，每个人都有可能成为生命的守护者，而居家急救的重要性是不言而喻的。比如，在面对煤气中毒、发生火灾、突发癫痫等紧急情况时，掌握常见的急救知识，能够帮助我们在关键时刻争分夺秒，为人们的生命安全提供坚实的保障。

煤气中毒，不是小事儿

在农村地区，燃煤取暖或使用煤气灶烹饪的情况较为常见。尤其是在寒冷的天气中，更是增加了煤气中毒的风险。当遇到煤气中毒这种紧急情况时，我们必须以冷静的态度迅速地采取应对措施。

煤气中毒（即一氧化碳中毒），是由含碳物质燃烧不充分所产生的气体，比如木炭、煤炭、天然气等含碳物质。如果人长时间停留在密闭空间内，与高浓度的一氧化碳接触，就可能会导致煤气中毒。煤气中毒并不是小事，我们要给予足够的重视。如果真的遇到煤气中毒，正确的自救和急救步骤显得尤为重要。

一、煤气中毒的症状

煤气中毒的症状是多方面的，包括从轻微不适到严重危险的一系列体征。最常见的症状包括头痛、乏力、头晕和恶心，这些症状可能在中毒初期显露。

在中毒较为严重的情况下，症状可能会进一步加重，主要表

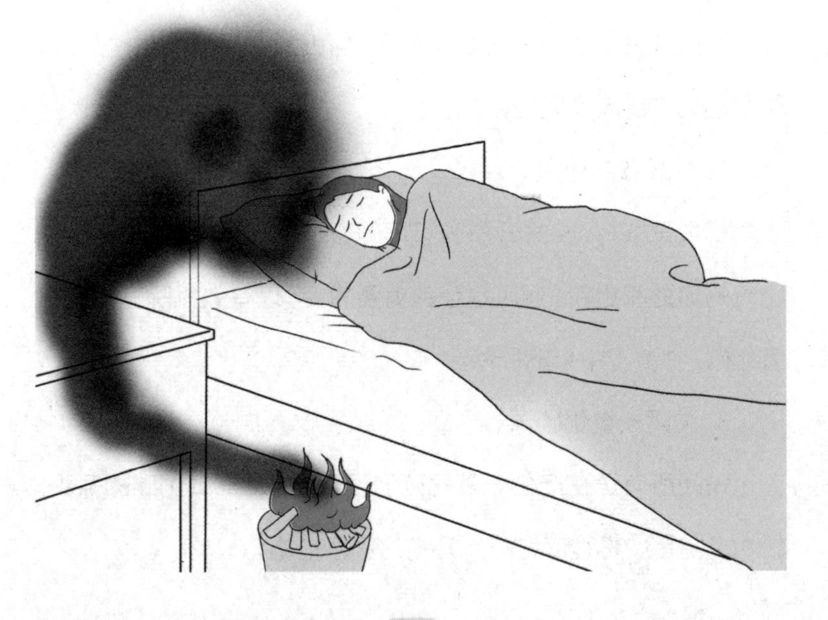

现为口唇呈樱桃红色。这一症状往往是一氧化碳中毒的明显体征之一，提示着血液中一氧化碳浓度升高，使口唇等黏膜部位呈现鲜红色。口唇呈樱桃红色不仅是一种外观上的警示，更是对中毒程度的一种警示。

在极端情况下，煤气中毒可能导致昏迷，使患者对周围环境失去感知。昏迷是一种严重的症状，意味着中毒已经达到危险的程度，需要紧急的医疗干预。这时，及时的急救措施可以防止病情持续恶化。

二、紧急自救的步骤

1. 评估环境安全

需要迅速、全面地考虑身处环境的各个方面，仔细检查是否存在明火或其他明显的火源，确保任何火源都已被及时熄灭，以防引起火灾或爆炸风险。

2. 打开窗户通风

尽快采取行动，打开所有可用的窗户和通风口，以加强室内空气的流通和更新。通风是至关重要的，可以有效排除室内的一氧化碳，并减少中毒的风险。

3. 关闭一氧化碳源

关闭所有正在产生一氧化碳的设备，切断一氧化碳的源头，是为了防止中毒程度进一步升高的紧急措施。

4. 转移到安全环境

转移到室外的安全环境，确保远离一氧化碳源。在转移过程中，选择通风好的区域，以降低继续接触有毒气体的风险。此外，还要注意身体保暖，以防止寒冷天气对身体产生不利影响。

三、正确的急救方法

1. 判断中毒程度

要对中毒程度进行初步评估。如果症状较为轻微，首先要保持冷静，尽量维持放松的体位，有助于减轻一氧化碳中毒引起的不适感。其次要确保身体保持温暖，通过添加衣物或覆盖毯子来防止体温过低。

2. 注意昏迷患者

如果表现出较为严重的中毒症状，患者已经昏迷，首要步骤是保持患者侧卧位，以防止呕吐引起误吸或窒息的危险。在保持这个体位的同时，应确保患者的头部稍微仰起，有助于维持通畅的呼吸道。紧接着，立即拨打“120”急救电话，尽快送医院就诊。

3. 进行心肺复苏

如果患者表现出无反应、无呼吸的状况，必须考虑是否发生心搏骤停。在确认无心跳的情况下，迅速采取措施开始心肺复苏是至关重要的。及时有序地进行心肺复苏，是提供紧急医疗援助时的关键步骤，可以最大程度地提高患者的生存机会。

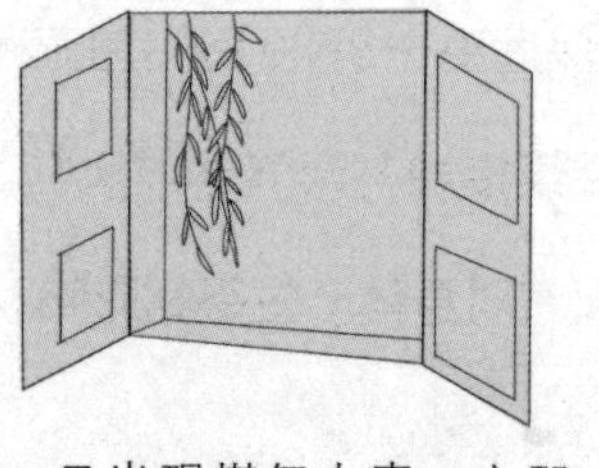

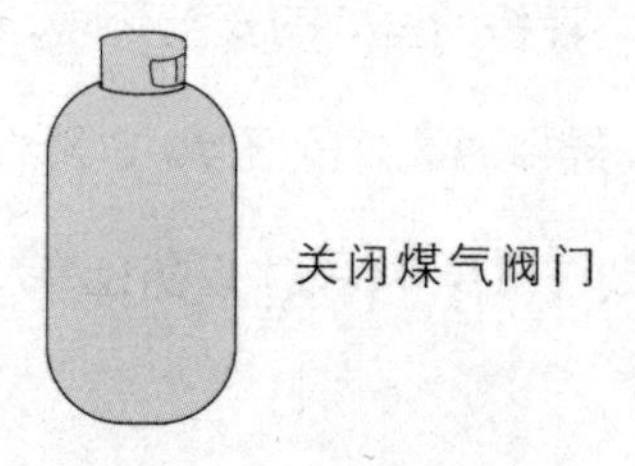

关闭煤气阀门

一旦出现煤气中毒，立即打开门窗，让空气流通

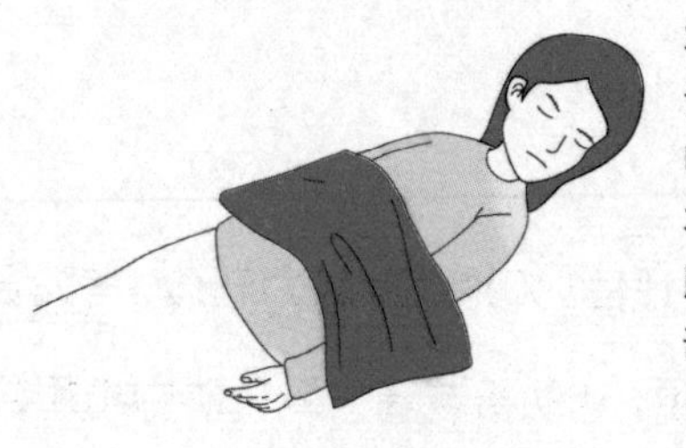

将中毒者移到空气流通处让中毒者头偏向一侧，防止呕吐物误吸，解开中毒者衣扣使其呼吸流畅。注意腹部保暖，避免受凉导致肺部感染。及时拨打“120”

面对寒冷天气中的煤气中毒危机，千万不能掉以轻心，必须做到冷静、果断。通过深入了解煤气中毒的症状、原因，以及正确的自救和急救步骤，可以更好地保护自己和他人免受这一潜在的威胁。需要记住的是，预防胜于治疗。为了降低一氧化碳中毒的风险，人们应定期检查燃气设备，确保其正常运行并没有泄漏。

通过以上预防措施，可以有效地减少一氧化碳中毒的风险。请记住，一氧化碳中毒是一种严重的急性情况，如果出现疑似中毒的症状，请立即采取行动，将受害者转移到安全地点并寻求医疗救助。

家中发生火灾，处理有妙招

家庭，作为人们最为亲密的生活单元，是我们日常栖息和培养关系的场所。然而，火灾的潜在威胁时刻存在。火灾的危险性不仅在于其突然性和破坏力，更在于它可能带来的长期影响。火灾不仅会对人的生命安全造成威胁，还会对家庭财产造成巨大损失。

从人身安全的角度来看，火灾是一种可怕且危险的事件。比如烟雾、高温、火势蔓延的速度，都会让人们手足无措；从财产的角度来看，火灾所带来的破坏不仅停留在财物的损失上，还可能导致身体的损伤或生命的流逝等。因此，了解引起家庭火灾的常见原因并采取有效的处理方式，对保障家庭成员的安全尤为重要。

一、引起家庭火灾的常见原因

1. 电器问题

电器在家庭生活中发挥着重要作用，也是引发很多火灾的关键因素之一。比如过载、短路以及电线或插座老化等问题，都是电器引发火灾的主要原因。为了有效防范电器问题导致的火灾，关键要定期检查和维护家中的电器设备，包括对电线、插座以及连接电器的设备进行细致的检查，确保它们符合相关安全标准。

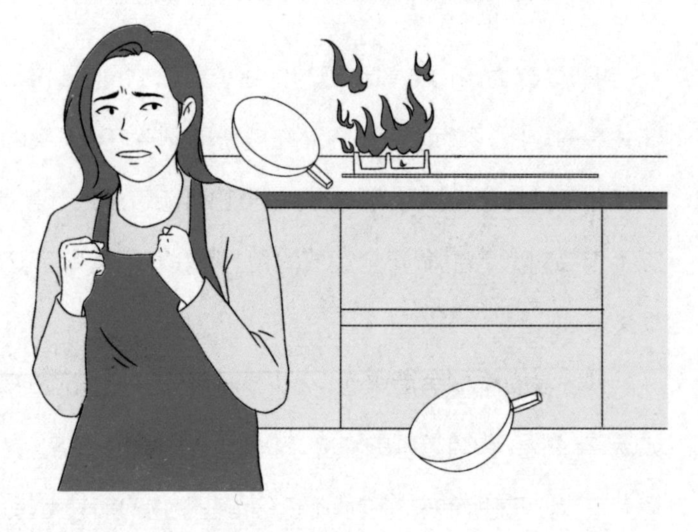

2. 厨房意外

厨房是家庭生活中的重要区域，也是最易发生火灾的地方之一。其中隐藏着种种危险，比如油脂积累、用火不慎、燃气泄漏等问题，都可能引发火灾。因此，在厨房的使用过程中，我们需要采取特别小心的态度，以确保在美食烹饪的同时，让家中的火灾风险降到最小化。

3. 非法用电

私拉乱接电线、非法用电是火灾潜在危险的源头。在这种情况下，电线可能因为过载而迅速发热，最终演变成引发火灾的严重隐患。因此，为了杜绝这一潜在危险，我们需要坚决规范用电行为，切实避免私拉乱接电线的行为，以确保电力系统的正常运行，降低火灾发生的风险。

4. 烟火烟草

香烟的不慎丢弃和火源直接接触可燃物都是室内火灾的潜在危险。特别是在卧室等容易积聚可燃物的地方，对烟火的使用必须极为小心。为了降低室内火灾的风险，合理安置烟灰缸是一个有效的措施。选择具有阻燃功能的烟灰缸，将其置放在平稳的表面上，避免烟蒂滚落。定期清理烟灰缸，确保烟蒂完全熄灭，也是防范火灾的关键步骤。

5. 家用气体

在家庭中使用的煤气、天然气等气体，一旦泄漏未得到及时处理，可能导致爆炸或火灾，采取一系列有效措施来防范气体引发火灾是非常重要的。为了确保家庭气体使用的安全性，定期检查气体管道、使用安全可靠的气体设备，及时修理漏气现象，成为至关重要的防范手段。

二、家庭火灾的处理方式

1. 培养预防意识

预防是最好的治疗，培养全家人的火灾预防意识至关重要。除了要采取各种措施来确保家庭的火灾安全，还要定期进行家庭演练、教给家庭成员火灾应急知识，提高人们在火灾面前的应对能力。

2. 定期检查电器

为了确保家庭电器设备的安全使用，必须进行定期检查。合理使用电器设备、防范过载情况、杜绝私拉乱接电线，是保障家庭火灾安全的重要举措。另外，及时更换老化的电线和插座，维护电器设备的正常运行也至关重要。

3. 厨房安全管理

在厨房使用过程中，保持清洁、随手熄灭明火、定期检查燃气设备是防范厨房火灾的基本步骤。遇到明火无法控制的情况时，要迅速采取灭火器等工具进行扑救，切忌用水扑灭油火。

4. 正确放置燃气罐

如果家中使用燃气罐，要确保它们放置在通风良好的区域，并远离火源和易燃物。密封好瓶盖，防止气体泄漏。同时，要遵循正确的使用方法，不要暴露在高温或阳光直射的环境中。

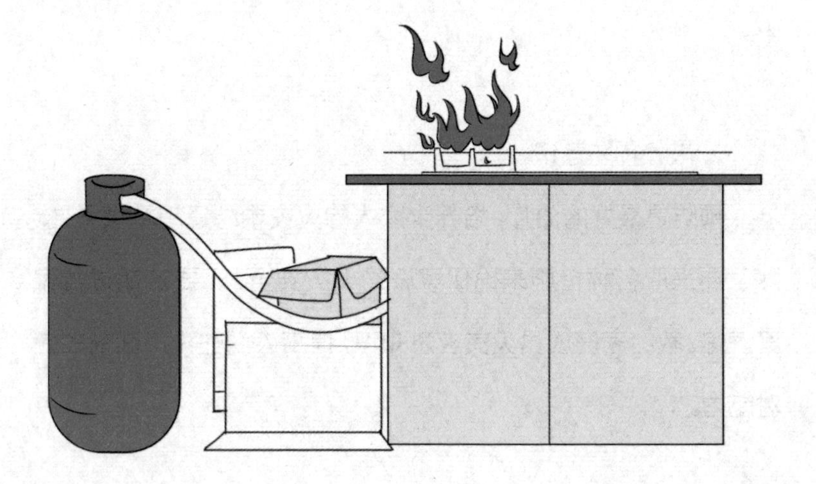

5. 定期检查设备

在家中，定期检查煤气和天然气管道以及相关设备的安全非常重要。这样做可以及时发现潜在的泄漏问题并及时处理。针对这种情况，安装煤气报警器是一个明智的选择。煤气报警器能够感知可燃气体的泄漏，并在探测到泄漏时发出警报，提醒家庭成员存在危险，并为人们提供撤离的机会。

无论在任何情况下，将安全置于首位至关重要。当面临火灾等紧急情况时，冷静迅速的反应、正确的急救措施和有序的撤离计划，是确保家人生命及财产安全的关键所在。通过这些综合性的安全措施，我们能够最大程度地减少火灾的风险，为家庭创造一个安全可靠的居住环境。

边充电边玩手机，有危险吗？

在日常生活中，手机已经成为我们不可缺少的通信工具，充电过程更是不可或缺的一部分。然而，尽管手机充电已变得十分普遍，但仍然存在一些不可预见的风险。其中，最突出的问题就是在充电过程中，如果一边充电，一边玩手机，很有可能会发生触电的危险。对于这种突发状况，我们需要以冷静而迅速的态度做出正确的反应，以确保自身和他人的安全。

我们在沉浸于科技便利的同时，必须时刻保持警觉，培养安全的生活习惯。这种警觉性不仅是对手机充电触电风险的关切，更是对身边潜在危险的一种关注。由此看来，了解手机充电触电的原因、采取正确的应对措施，不仅是对个人安全的关心，也是对全民安全意识的培养。

一、触电的原因

1. 充电设备故障

充电器或充电线故障，可能是导致手机充电触电的主要原因之一。插座、充电线、充电器等配件出现短路、断路等问题，都可能导致电流不稳定，增加触电的风险。

2. 使用劣质充电设备

使用劣质或未经认证的充电器、充电线，其安全性无法得到

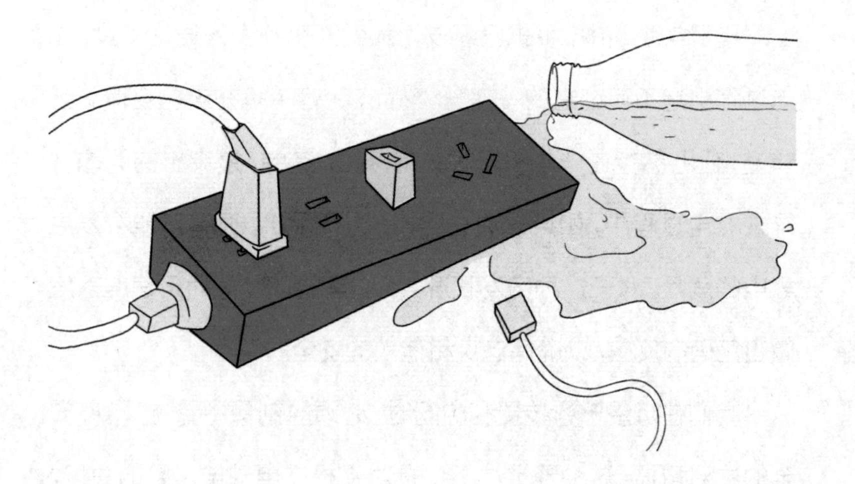

充分保障。劣质设备存在诸多潜在问题，其中包括但不限于电流传导能力不足、过载保护机制不健全等方面的较大隐患，这些问题很容易导致充电过程中发生触电事故。

3. 潮湿环境

在潮湿的环境中，使用手机充电是一种潜在的危险行为，会极大地增加触电的风险。潮湿的环境会对充电设备产生不利影响，其中最为显著的问题之一是水分可能导致插座或充电设备发生短路，从而增加电流波动的可能性。

4. 操作使用不当

当插拔充电线时，如果我们不注意安全以及在使用手机期间进行剧烈活动，这些行为容易意外拉动或扯断充电线，进而增加潜在的触电风险。

二、触电的应对措施

1. 切勿慌乱

首要原则是保持冷静。一旦发生手机充电触电事故，切勿慌乱。迅速采取适当的措施，有序而果断的反应是避免进一步危害的关键。及时采取正确的措施，既可以降低伤害程度，也能更有效地处理紧急情况，确保周围人的安全。

2. 切断电源

在觉察到手机充电触电的情况下，立即切断电源是最为关键的一步。迅速采取行动，关闭插座的电源开关或者迅速拔下充电器插头，以迅速而有效地切断电流，从而减轻触电可能造成的伤害。

3. 勿用湿手触碰

湿手触碰电源设备是一种非常危险的行为，因为水导电，可能会增加触电的危险性。因此，在处理手机充电时，要确保双手是干燥的，避免任何水分残留。这一预防措施可以降低触电的风险，确保在使用手机充电时的电气安全。

4. 不要用金属物品触碰

为避免进一步加重伤害，应避免使用金属物品接触触电区域，因为金属导电，可能导致电流传导，增加触电伤害的风险。相反，使用绝缘的非金属物品，比如木棒，进行处理可能更为安全。

当遇到手机充电触电时，请一定不要慌乱，因为这是一种潜

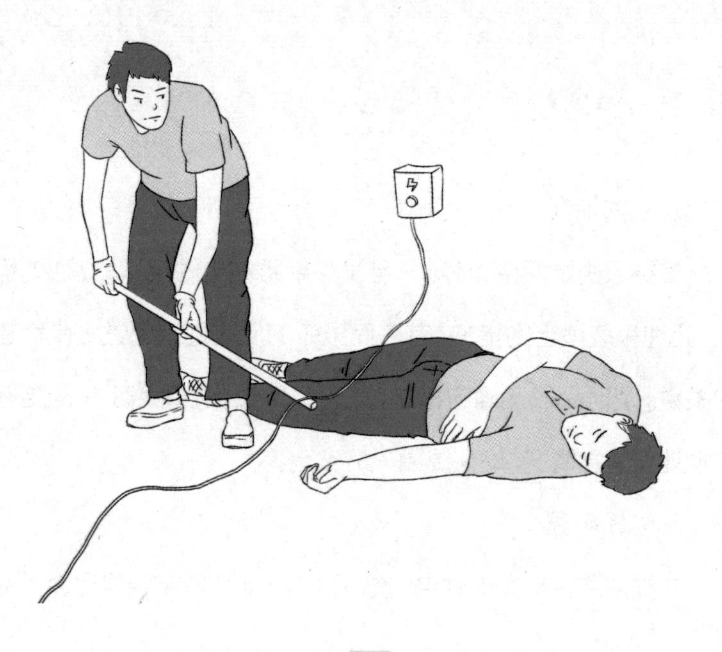

在的危险，不可避免地需要采取预防和安全措施。只要我们选择正规认证的充电设备、定期检查设备状态、避免潮湿环境充电等预防措施，就可以减少触电的风险。如此一来，不仅能够保护自身的安全，发挥科技设备的便捷功能，也可以最大限度地减少潜在的触电风险。

不小心烧伤了，三大原则不能忘

烧伤是指人体接触各种热源后造成的一种特殊性损伤。这些热源多种多样，包括火焰、开水、热油、蒸汽、汽油、强酸、强碱、生石灰、磷等，无论是固体、液体还是气体状态，都可能对人体造成烧伤。习惯上，人们将由开水、热油等液体热源引起的伤害称为烫伤，实际上这也属于烧伤的范畴。

在家庭中，发生烧伤的概率很大。在寒冷的冬天，人们为了抵御严寒，会大量使用各种取暖用具，比如热水袋、暖手宝、电暖器、热水瓶等，尤其是居住在农村的北方人，需要使用煤球炉或在屋内烧柴取暖，冬季吃顿热气腾腾的火锅正当其时，这些都会增加烧伤的概率。

在家中被烧伤时，正确的急救措施是至关重要的。烧伤所造成的伤害 80% 以上是余热导致的，用凉水冲洗是一种简便、易操作且效果显著的急救方法。烧伤急救需要遵循三大基本原则，这是一种易于记忆和实施的急救流程，尤其适用于普通人群。

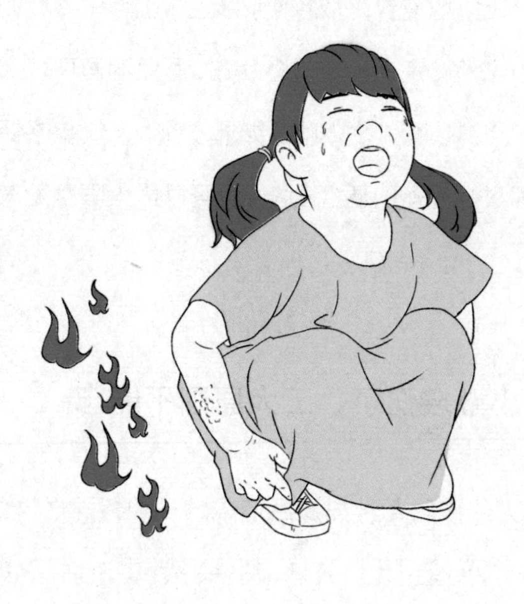

一、第一原则：保护

面对烧伤时，首要任务是确保伤者和自己的安全。这涉及迅速将伤者移离火源或热源物质附近，以防止伤害的进一步扩大。若火灾爆发，可使用灭火器或其他适当的灭火工具进行扑救，但务必要以确保自身的安全为主。同时，要及时切断烧伤部位与热源的接触，比如对于热水烫伤，帮助伤者快速远离热源，有助于减缓烧伤的程度。

除此之外，对于受伤的皮肤，可以采取轻轻拍打或轻拭的方式，以迅速除去热源。这个步骤的目的是避免热源持续对皮肤造成伤害，减缓烧伤的程度。在进行拍打或轻拭时，应该采取轻柔的动作，以免加剧伤害。同时，确保在进行这些操作时不会对伤者造成额外的痛苦或不适。

二、第二原则：冷却

冷却烧伤部位是急救的关键步骤之一。为了有效减缓烧伤的深度和程度，采取正确的冷却措施是关键的。最佳的方法是使用冷水（不要使用冷冻水或冰块，以免造成冻伤）冲洗烧伤区域。使用冷水持续冲洗烧伤部位 15 ～ 20 分钟，直到伤者感到疼痛减轻。冷却的目的是迅速降低受伤部位的温度，防止热量继续损害组织。这一过程的目的是在最短时间内迅速降低受伤部位的温度，从而防止热量继续对皮肤组织造成损害。

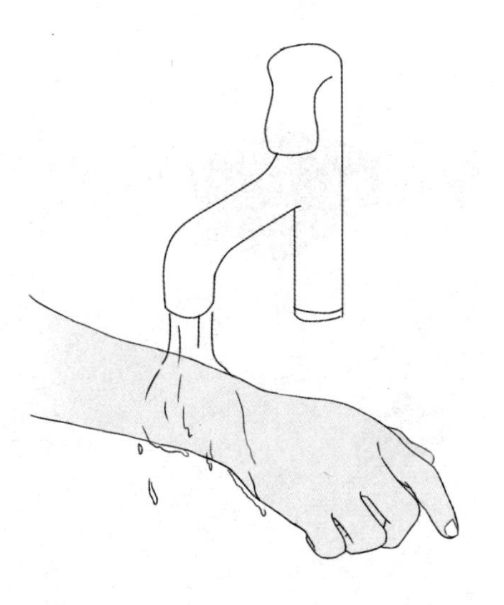

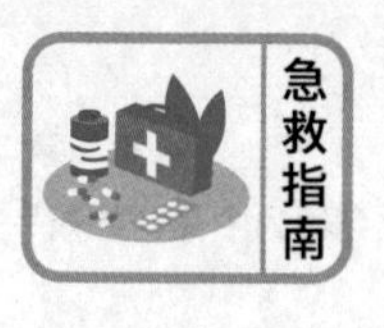

三、第三原则：就医

烧伤急救的第三步是迅速寻求专业医疗帮助。虽然从表面看烧伤面积较小，但也建议尽早就医，因为烧伤可能涉及皮肤深层组织，需要由专业医生进行仔细的评估和处理。及时的医疗干预有助于预防烧伤引起的各种并发症，从而确保最佳的康复结果。

在专业医疗的帮助下，医生可能会进行详尽的检查，以确定烧伤的深度和范围。这可能包括对伤口进行清理，去除可能引起感染的物质，并为受伤区域涂抹适当的药膏以促进愈合。医生会根据烧伤的严重程度决定是否需要其他治疗措施，如定期换药、适当的包扎甚至手术修复。对于较深或广泛的烧伤，可能需要进

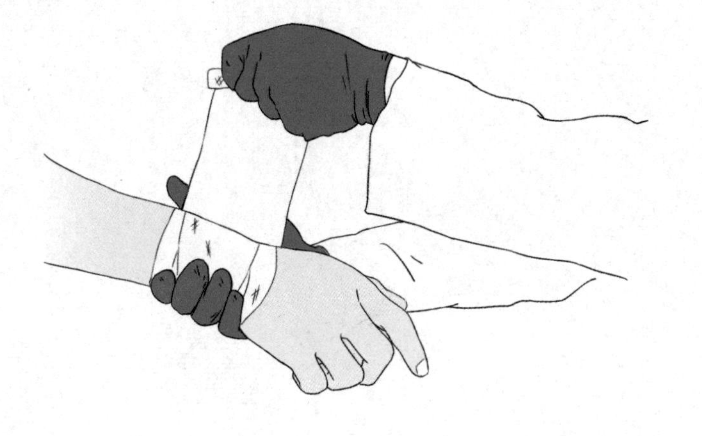

行皮肤移植等手术干预，以重建受损的组织。

在家庭烧伤急救中，遵循“三部曲”原则是关键的救援步骤。了解并牢记这些基本原则，可以在紧急情况下迅速、有效地应对烧伤事件，最大限度地减少潜在的伤害。此外，通过增强对烧伤的预防意识，家庭可以创造更安全的生活环境，减少烧伤事故的发生。在关键时刻，正确的急救能够为家庭成员提供更安心、更健康的生活，确保他们能够安全地享受生活。

鱼刺卡喉了，会自己消失吗？

在日常生活中，我们可能会遇到各种紧急情况，其中之一就是鱼刺卡在喉咙。虽然鱼刺卡在喉咙的现象较为常见，但其潜在的危险性却不容忽视，因为这种情况很有可能会带来一系列严重的后果。也许有人会发问：“鱼刺卡在喉咙，会自己消失吗？”答案是否定的。

面对这一紧急情况时，采取正确的急救措施显得至关重要。这不仅有助于缓解人们的痛苦，更能最大限度地降低潜在风险。无论是日常生活还是户外活动，了解鱼刺卡喉的急救措施和注意事项，是每个人都应具备的基本急救知识。

鱼刺卡在喉咙怎么办?

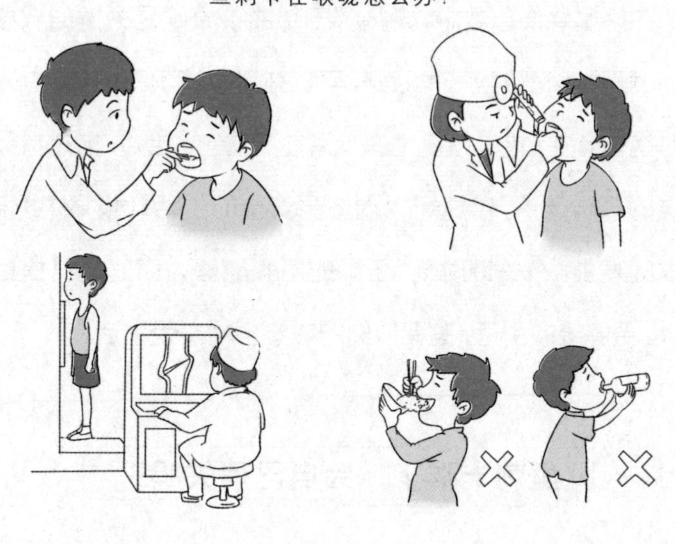

一、鱼刺卡喉的原因及症状

1. 具体原因

鱼刺卡喉通常是人们在进食鱼类时，由于疏忽不慎将鱼刺吞下引起的。这些鱼刺往往具有锋利的边缘，容易在食道或喉咙内卡住，导致剧烈的不适和疼痛。这种情况不仅影响食欲和舒适感，更可能引发紧急状况。因此，及时了解并掌握应对的正确方法至关重要。

2. 常见症状

当喉咙被鱼刺卡住时，人们可能会感到强烈的喉咙疼痛、灼痛或异物感。此外，喉咙周围可能会出现肿胀和局部炎症，这些都是常见的症状。在某种情况下，人们可能会经历呼吸困难、咳嗽以及吞咽困难等更为严重的症状，这些情况需要立即采取急救措施。及时识别并妥善处理这些症状，可以迅速帮助人们恢复正常呼吸和舒适感。

二、鱼刺卡喉的急救措施

1. 多喝水

多喝水，水的流动可能会有助于将鱼刺冲刷下去，但这并不是一种百分之百有效的方法。如果人们能够尝试吞咽并感到疼痛有所缓解，才能说明这是一个积极的迹象。

2. 保持冷静

当发现有人喉咙被鱼刺卡住时，必须保持冷静，因为冷静有助于避免因慌乱而引发其他问题。通过冷静应对，能够更清晰地思考和执行急救步骤，提高应对紧急情况的效率。此外，冷静也可以安抚人们的情绪，有助于创建一个有利于急救的环境。

3. 勿用手指或工具试图取出

尽管直觉告诉我们要立即将鱼刺取出，但这可能会引起更大的危险。使用手指或不适当的工具可能会把鱼刺推往更深处，导致更严重的伤害。因此，应该避免使用这些方法。

4. 就医求助

如果鱼刺卡喉的情况严重或无法自行解决，应及时就医寻求专业的医疗帮助。医生可以通过检查确认鱼刺的位置，并采取适当的措施进行处理，如使用喉镜或其他工具进行取出。值得提醒的是，如果觉得呼吸困难明显加重或出现窒息症状，应立即呼叫紧急救援服务并告知情况。

三、鱼刺卡喉的注意事项

1. 预防鱼刺卡喉

避免鱼刺卡喉的最佳方法是在食用鱼类时格外小心。在进食之前，应当仔细检查鱼肉，确保其中没有鱼刺。当然，可以选择在食用之前用手或工具检查鱼肉，也可以选择去除鱼刺后再食用鱼肉，还可以选择食用无鱼刺的鱼种，以减少鱼刺卡喉的风险。

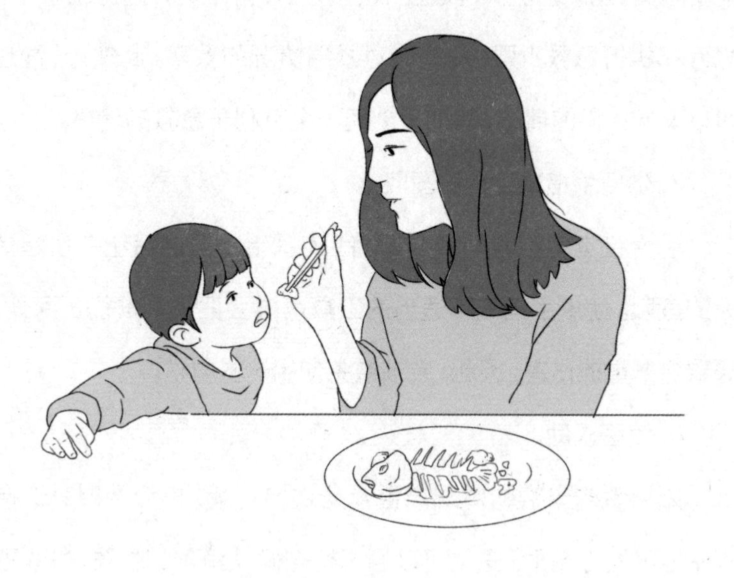

2. 学习急救知识

家庭成员应该学习基本的急救知识，其中包括处理鱼刺卡喉的方法。这样有助于提高应对紧急状况的能力，使其能够在必要时提供有效的帮助，还能够在关键时刻挽救生命。

3. 定期检查设备

确保家庭中的急救箱始终保持完好，其中包括清晰易懂的急救指南和必要的急救工具。保持急救箱的完整性和更新是关键，以确保在紧急情况下能够更加迅速地采取行动。

虽然我们无法准确预测未来何时会发生紧急状况，但通过深入学习和积极预防，我们可以为自己和家人构筑更为安全的生活环境。鱼刺卡喉只是众多可能发生的紧急情况之一，通过持续学习和培训，我们可以应对各种突发状况，为我们的生活注入一份稳妥和保障。

癫痫发作时，该怎么办？

癫痫，又被称为“羊角风”“羊癫风”，是一种突发性的神经系统疾病，是由大脑神经元异常放电引起的。其发作症状表现为，患者的意识会突然消失，身体不受控制地摔倒在地，伴随着口吐白沫、肢体和面部的剧烈抽动，面色苍白或呈青紫色、瞳孔散大等。

癫痫是一种令人措手不及的疾病，容易反复发作，给患者和

家人带来巨大的困扰。面对这一病症，我们要通过深入了解癫痫的本质，更全面地认识这一疾病，减少对症状的误解。同时，也有助于我们更理性地对待患者，消除对这一病症的不良印象。

1. 了解癫痫的特性和机制

癫痫是由于脑部神经元异常兴奋引发的一系列症状。这些症状包括短暂的意识丧失、全身或局部抽搐以及其他感觉异常。通过深入了解癫痫的生理过程，我们能够理性地看待这一疾病，避免对患者的误解和歧视，促使人们对癫痫患者提供理解和关怀。

2. 采取有效措施应对癫痫发作

对于癫痫患者而言，药物治疗是一种常见且有效的方法。合理、有规律地使用抗癫痫药物，可以有效地控制症状，从而提高患者的生活质量。此外，对于一些特殊情况，比如手术治疗和神

癫痫的发作症状很多，详细的发作史对诊断、用药方案起到重要作用！千万不能忽视！

如果无法判断，可以拿出手机录制视频，交给专业医生判断！

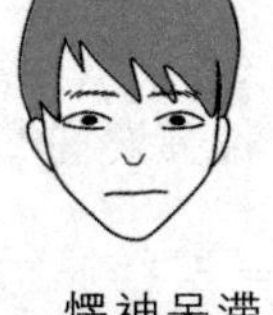
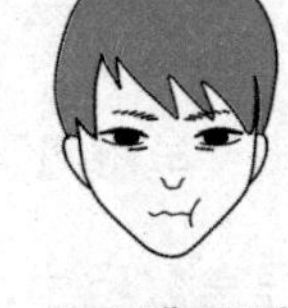
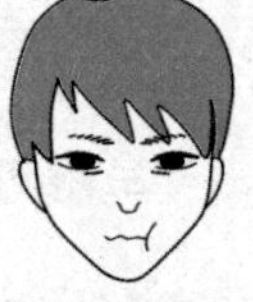

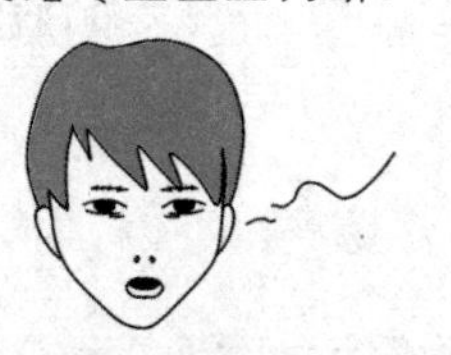

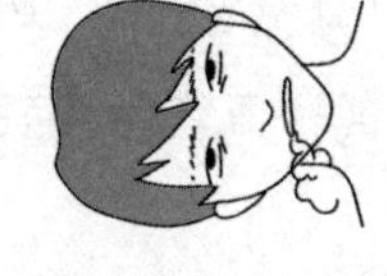

经调控技术，也是有效的治疗手段。

3. 对癫痫患者提供心理支持

癫痫发作不仅仅是身体上的问题，更可能对患者的心理健康产生影响。建立一个包容、理解的社会环境，提供心理咨询和支持，对患者的康复过程至关重要。家人、朋友以及社区的理解和支持，能够帮助患者更好地适应生活，减轻精神上的负担。

4. 加强对癫痫的宣传和教育工作

在社会层面，提高公众对癫痫的认知水平至关重要，这有助于消除对癫痫患者的歧视，促使社会构建一个更理解和关爱的氛围。通过多种途径，比如媒体、学校等，传播癫痫的科学知识成为推动这一目标的有效手段。让更多的人了解这一疾病，能够打破对患者的错误偏见，最终创造一个更加包容的社区环境。

5. 关心和体谅癫痫患者

在日常生活中，尊重患者的个体差异是建立积极、支持关系的重要基石。我们需要超越将患者的疾病作为唯一定义的窄视角，而是要全面看待他们的价值和潜力。每个人都是独特的个体，拥有各自的经历、能力和梦想。通过多角度、全面的了解，我们能够更好地与患者相处，建立互相信任的关系。

6. 不能忽视癫痫的预防工作

虽然癫痫多为遗传或其他原因引起，但一些生活方式和环境因素也可能对其发病率产生影响。保持规律的生活作息是其中一个重要的方面。维持良好的生活作息，包括规律的作息时间、

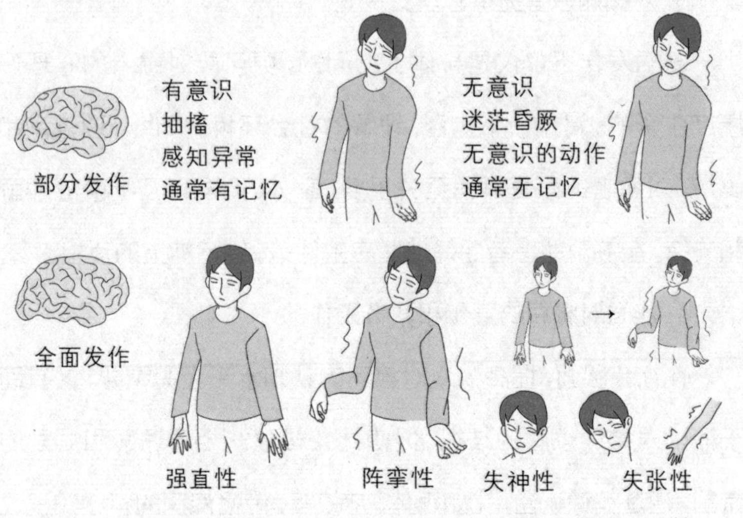

充足的睡眠，对降低癫痫的发作风险至关重要。此外，饮食和运动等健康生活习惯同样对预防癫痫具有积极的影响。

综上所述，突发癫痫是一种需要人们理性对待的疾病。通过深入了解癫痫的机制，培养社会对患者的理解和包容，为癫痫患者创造一个更加宽松、关爱的生活环境。在这个充满变数的世界里，我们要学会随机应变，为每个生命提供更多的机会，共同建设一个更加和谐的社会。

止痛药吃多了，会有风险吗？

疼痛是人类生活中不可避免的一种体验，它是身体神经系统对潜在问题的一种自然反应。无论是由受伤、疾病还是其他生理问题引起，疼痛都充当着身体向我们发出的重要警示信号，提示我们需要关注和对其进行适当的处理。

在疼痛的困扰下，很多人往往倾向于通过使用止痛药来缓解身体的各种不适。虽然止痛药能够迅速缓解疼痛，但对于长期或频繁的疼痛，盲目、滥用止痛药可能会带来严重的健康风险。即便在面对强烈疼痛时，我们也不能滥用止痛药物，而是要深入了解止痛药的使用原则和潜在风险，以寻找更为科学有效的缓解疼痛的方式。

一、止痛药的分类

止痛药主要分为非处方和处方药两大类，各自具有特定的用途和使用原则。

	处方药	非处方药
疾病类型	病情较重、需要医生确诊	小伤病或解除症状：慢性病维持
疾病诊断者	医生	患者自我认识和辨别，自我选择
取药凭据	医生处方	不需处方
主要取药地点	医院药房、药店（凭处方）	药店（甲类）；超市（乙类）
剂量	较大	较小，剂量有限定
服药天数	长，医嘱指导	短，有限定
品牌保护方式	新药保护、专利保护期	品牌

非处方药常被用于缓解轻度到中度的疼痛，比如阿司匹林、布洛芬等。虽然是非处方药，但使用时也要谨慎掌握剂量和频率，以免超量引起不良效应。

与非处方药相对应的是处方药，通常用于治疗严重疼痛，比如吗啡、氯胺酮等，这类药物需要在医生的监督下使用，因为它们可能带来潜在的药物滥用和依赖问题。医生会根据患者的具体情况和疼痛程度来确定合适的药物和剂量，并且会进行定期的监测以确保患者的安全。

二、止痛药的使用原则

1. 个体差异考虑

不同的人对止痛药的反应可能存在差异。比如个体的年龄、性别、体重、健康状况等因素，都可能影响药物的代谢和吸收。因此，在考虑和选择止痛药时，必须全面考虑这些个体差异。不同的人对止痛药的反应可能存在差异。

2. 准确用药

切实遵循医生的建议和药物说明书的指导，是确保药物治疗效果的关键步骤。在使用止痛药时，务必严格遵循医生的开方建议，按照药物说明书提供的详细信息正确用药。

3. 注意禁忌证

在使用止痛药之前，了解药物的禁忌证和可能发生的过敏

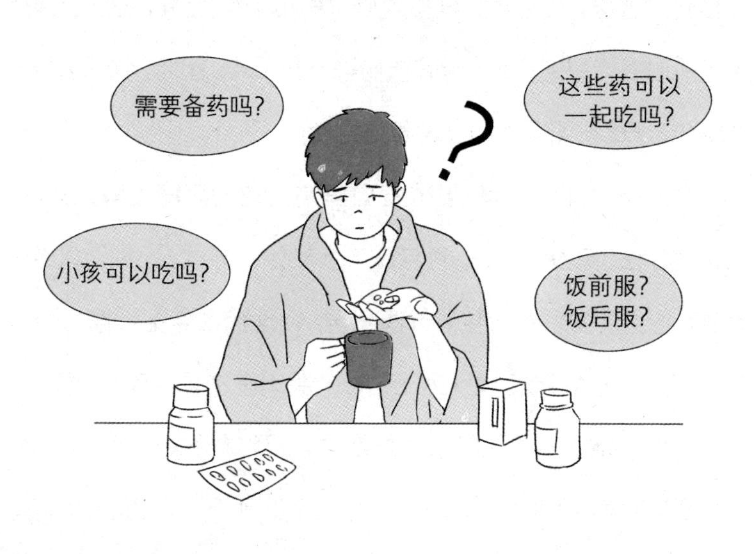

反应。某些药物可能不适用特定人群或有特殊健康状况的患者，因此在使用前应该仔细阅读药物说明书。

4. 避免长期滥用

长期滥用止痛药可能会导致药物依赖和耐受性的增加。避免长时间连续使用止痛药，特别是阿片类药物，需要在医生的监督下使用，以防止潜在的药物滥用问题。

三、止痛药的潜在风险

乱吃止痛药，可能会导致一系列潜在的健康风险。首先，药物过量可能会引起中毒，严重时甚至危及生命。其次，长期使用某些止痛药可能会导致药物依赖和耐受性，使原来有效的剂量不再产

生相同的效果，从而需要增加剂量，增加风险。此外，一些止痛药还可能引发胃肠道问题、肾脏损伤等不良反应。因此，我们需要理性用药，严格按照医生的建议和处方使用。

在对待疼痛时，我们要寻找更科学有效的疼痛缓解方式。比如物理疗法、康复运动、心理疗法等多种治疗方式，不仅可以缓解疼痛，还能改善患者的整体健康状况。物理疗法包括按摩、理疗、针灸等，可以通过改善血液循环、松弛肌肉来减轻疼痛感。康复运动则有助于增强身体的韧性和稳定性，从而减轻关节和肌肉的负担，减少疼痛。心理疗法则通过心理咨询、冥想等方式，帮助患者更好地应对疼痛，减轻其对生活的负面影响。

止痛药吃多了，当然会有生命危险。这就告诉人们，要学会合理用药，了解药物的特性和潜在风险，寻找更科学有效的缓解

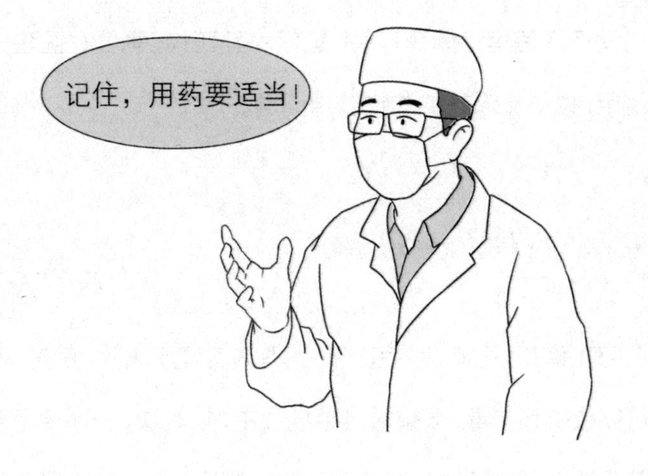

疼痛的方式，是我们对待疼痛的正确态度。通过多方位的治疗手段，我们可以更好地缓解疼痛，提升生活质量，而不是陷入对止痛药的依赖和滥用中。医护人员通过提供更全面、更个体化的疼痛管理服务，帮助每一个疼痛的人找到合适的缓解方式，让他们重新拥有舒适、健康的生活。

第三章
校园急救，生命教育“救”在身边

校园生活虽然丰富多彩，但作为一名学生，每天都会面临着各种各样的意外情况。比如，骑车时摔伤、突然流鼻血、崴脚，甚至可能遭遇高空坠物砸伤等。正是这些突发状况，对学生的安全构成了一定的威胁。

因此，无论是突发疾病还是意外伤害，都要求我们展现熟练的急救技能。这种急救既是一种实际行动，也是一种生命教育，更是学生们肩负的重要责任。从这一视角来看，校园急救直接影响校园群体的安全，成为校园生活中的“安全卫士”。

骑车摔伤了，该如何处理？

在倡导节能减排、低碳出行的环境下，骑车上下学已成为大多数学生日常出行的主要方式。虽然这种便捷而环保的交通方式为人们提供了方便，但与之相伴随的是一定的风险。在骑行的过程中，意外事故的发生概率相对较高，这使得学生在骑车时面临不慎摔伤的风险。虽然伤势大多数不会过于严重，表现为擦伤等轻微损伤，但这并不意味着可以忽视。

学生在去学校的路上，不可避免地会出现一些小意外，比如在骑车过程中摔倒。骑车摔倒时，膝盖受伤是一种较为常见的情况。当受伤时，需要自行对伤情进行检查，以便及时采取适当的应急处理。如果伤情较为严重，需要自行检查是否出现了腿骨骨折或膝关节脱位等问题。包括观察腿部是否存在异常形状以及尝试轻轻移动膝盖，检查是否有明显的不正常感觉。

要知道，膝部的外伤往往会导致内外侧韧带损伤和半月板受伤等问题。内外侧韧带的作用是维持膝关节的稳定性，半月板则位于膝盖软骨上方，有助于缓解关节的压力。当韧带和半月板出现损伤时，常常伴随着疼痛、伤口分泌物增多（如血液或关节液）、关节的不稳定感或不固定感。

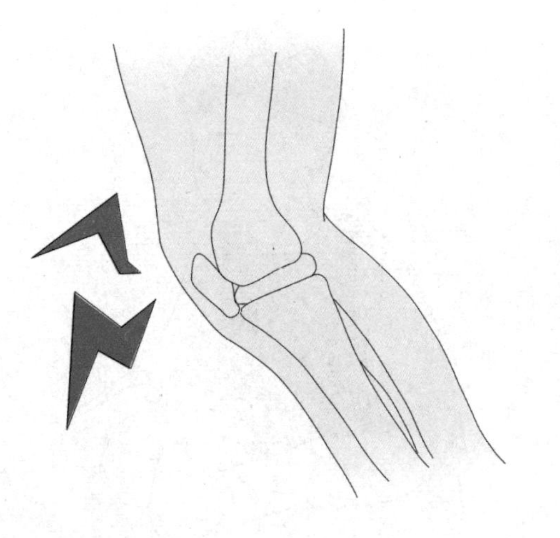

这时，正确的急救和处理能够确保伤势得到妥善的治疗，能够防止小问题演变成大问题。需要注意的是，一旦出现上述症状，需立即就医进行进一步检查和治疗。那么，当我们在骑车的过程中受伤后，应该如何进行处理呢？

1. 处理伤势的关键是冷静

及时找一个安全的地方停车，迅速评估伤势的严重程度。对于一些较为轻微的擦伤，采取简单有效的急救步骤尤为关键。用清水或消毒纱布轻轻清洗伤口，以避免感染。接着，可以涂抹一些抗菌药膏，并使用无菌敷料进行包扎，保持受伤部位的清洁和干燥。

2. 观察伤口周围是否有异物

如果伤口周围有异物，比如玻璃碎片或小石子，务必小心地

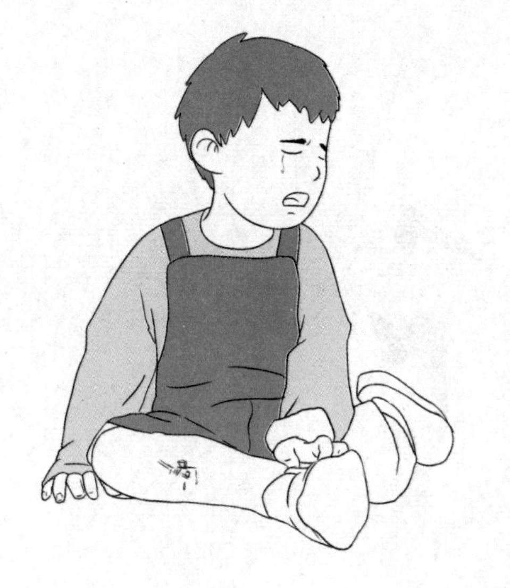

清除，以免引起进一步的伤害。在观察伤口周围是否有异物时，要保持手部清洁，用温水轻轻清洁伤口周围的皮肤，小心不要碰到伤口本身，以防感染。

3. 留意伤口处是否出现流血

如果伤口处流血了，就要进行止血，可以采用压迫伤口的方法。首先，选择一块干净的布或手帕，并将其多层叠加，以增加吸收能力。接着，用适当的力道将叠加后的布或手帕紧贴在出血的伤口上，注意力道要适中，切忌过大压迫。进行压迫时，需要特别留意保持压迫时间在 5 ～ 10 分钟之间。对于更为严重的伤势，比如骨折，切勿随意移动受伤部位，而是等待急救人员的及时支援。

4. 做好消毒是处理伤口的重要环节

对伤口进行消毒时，可以选择用生理盐水或者冷开水冲洗伤口，如果伤口上粘有泥土、砂粒、玻璃碴等细小固体物，可用棉签或纱布蘸上生理盐水清除，也可以用双氧水直接对伤口进行消毒。在消毒伤口时会有沙子等脏物随着泡沫一起浮出伤口，这个过程中可能会出现疼痛。如果是关节擦伤，使用绷带或干净布条，在关节弯曲的上下两方呈“8”字形来回缠绕，可起到保护作用。

对于伤口的处理，特别需要留意伤口的深度和创面的大小。如果伤势较为严重，务必迅速寻求专业医疗帮助。一旦就医后，对于后续的伤口护理，应密切关注是否出现伤口发红、疼痛肿胀、分泌物增多等症状。在这种情况下，必须严格按照医生的建议和处方进行处理，切忌自行采取措施。此外，每天睡前对伤口进行消毒也十分有必要。

如果学生在校园里发生了较大的碰撞或撞击，不论是否感觉疼痛，都应前往医院进行检查以确保安全。除了擦伤外，也有可能出现软组织损伤、骨折、脱臼、颅脑损伤等情况。因此，在面对骑车意外伤害时，对于伤势的全面认知和及时的专业治疗至关重要。

流鼻血了，“仰头举手”科学吗？

在校园里，学生经常会出现突然流鼻血的情况。这时候应该如何处理呢？在传统认知中，人们普遍相信“仰头举手”能够通过神经刺激引起血管收缩，从而起到止血的效果。而从科学的角度来看，“仰头举手”并不能直接影响血小板的数量和活性，更无法通过血管收缩来控制鼻血流动。这种说法基于对交感神经和脊神经的理解，鼻腔血管的收缩受到内脏神经系统的控制，而上肢的运动则受到脊髓神经支配。因此，仅仅通过手部动作并不能直接影响鼻腔血管的情况。

更为关键的是，“仰头举手”的做法实际上是不科学的。尽管表面上似乎鼻腔停止了出血，但事实上血液会流入后鼻孔，通过食道进入胃肠道，可能会出现恶心和呕吐等症状。在大出血的情况下，误吸血液还可能会引发窒息，带来更为严重的后果。因此，“仰头举手”不仅无法解决根本问题，反而可能会加重患者的不适，增加不必要的风险。

此外，随意使用卫生纸或棉花堵鼻孔也是一种不科学的处理方式。未经严格消毒的纸巾可能会引发感染，并且棉花或纸巾附着在鼻黏膜上时，取出时可能会再次撕裂已经止血的伤口，导致再次出血。因此，在急救的过程中，使用清洁且消毒过的材料是至关重要的，以减少感染的风险并确保伤口的有效封闭。

正确的应对方式包括让患者低头、张口呼吸，并使用拇指和食指捏住双侧鼻翼，向后上方施加压力。这样的急救措施有助于避免血液进入胃肠道，减轻患者的不适感，并减少可能的并发症。在处理鼻出血的过程中，科学、谨慎的方法将有助于有效地止血，

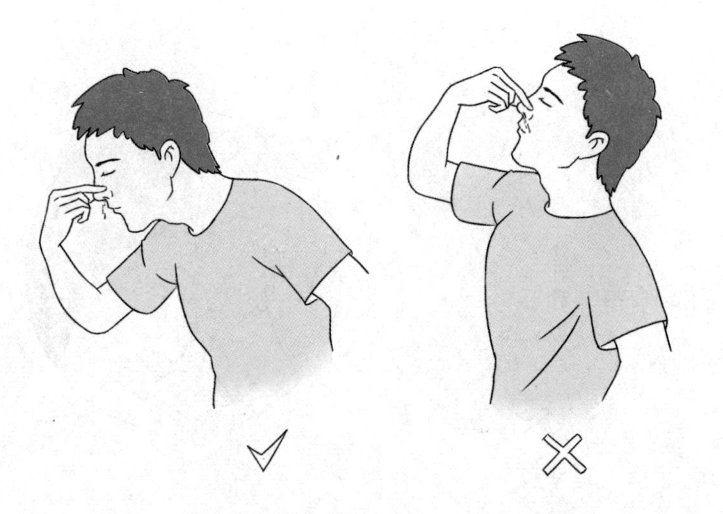

保护患者的健康，并最大程度地减少潜在的风险。

同样的，对于出血不多的情况，可以考虑在前额及颈部用冰袋或湿毛巾冷敷，或者用冷水漱口，以促使微血管收缩，从而减少出血的情况。这些冷敷的方法有助于缓解血管扩张，降低血流速度，减缓出血的过程。特别是在血管破裂较小的情况下，这样的急救手段能有效阻止进一步的出血。因此，科学的急救方法是保障患者健康与生命安全的重要手段。

在特殊人群急救方面，我们需深入了解学生的生理差异，以更好地应对他们在流鼻血紧急情况下的需求。对于学生而言，由于其生长发育尚未成熟，鼻腔血管较为脆弱，所以在处理流鼻血时需要更加细致入微。在急救培训中，需要教授急救者如何在学生流鼻血时使用适当的力度，以避免进一步损伤鼻腔组织。

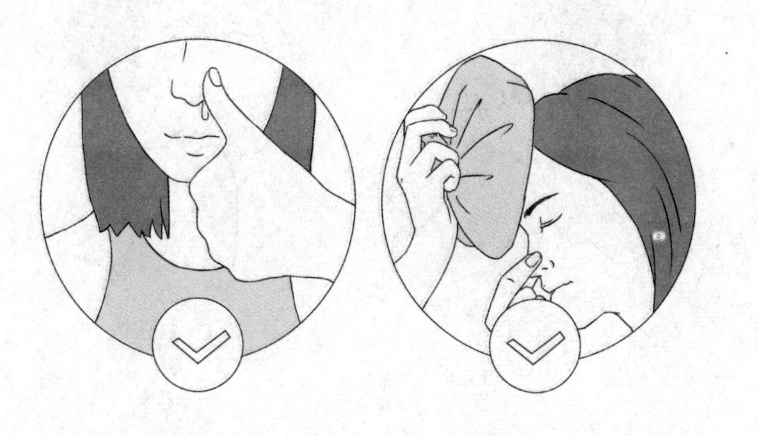

正确的流鼻血急救方法，不仅仅是一种通用技能，更是一项需要因人而异、因时而变的复杂任务。通过科学知识的传播、急救培训的普及，使得急救者能够根据患者的年龄和生理状态采取更为有效的急救措施。通过这样的努力，我们可以在社会层面建立起更为健康、科学的氛围，从而提高人们面对紧急情况时的应对能力，进而更好地保护自己和他人的生命安全。

眼球受伤后，这些事项要知道

眼球，是人体最敏感和不可或缺的视觉器官之一，结构复杂且十分精密。因为它比较脆弱，所以也比较容易受到伤害，眼球的损伤会导致眼部组织的直接破坏，包括角膜、巩膜和视网膜等结构。这会对眼球正常的生理功能产生严重的影响，甚至可能导致永久性的视力损害。

可以说，眼球受伤了是一种让人触目惊心的眼部伤害，其危害性不可轻视。在校园里，学生活泼好动，下课后追逐打闹是常有的事，自然也会不可避免地发生一些意外。比如，同学手中的物体相互撞击造成的伤害 、尖锐物体的刺伤或者高速射出的异物碎屑，都有可能导致我们的眼球受伤了。在眼球受伤了的情况下，需要注意以下几点：

1. 寻求医生的救治

在一般情况下，如果眼球受伤，最好的做法是立即就医。然

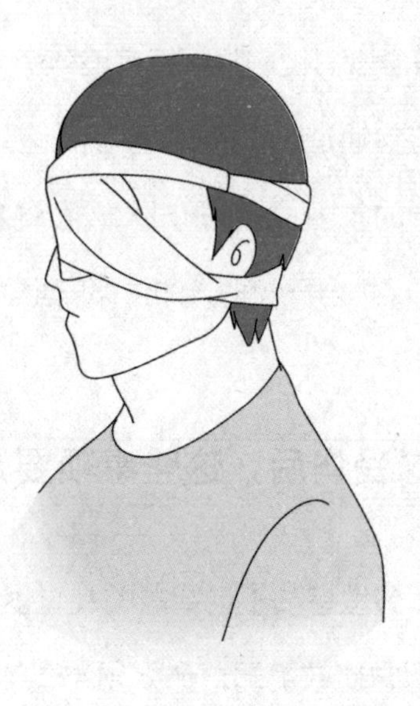

而，在前往医院的过程中，我们可以采取一些处理措施，以减轻伤害和保护眼球以及视力。尽管眼球受伤并非小伤，但在送往医院之前，通过正确而迅速的急救措施，我们可以争取将伤害降到最小。

2. 保持正确的躺姿

当锐利物刺伤眼球时，伤员应立即平躺。在这一过程中，避免过分运动或转动头部，特别是不可翻转伤者的上眼睑。这样做是为了防止挤压眼球造成更大的伤害，使眼内部的物质大量流出。此时，不要用手揉搓眼睛，也不要试图用水冲洗眼球，避免引起更多的感染或进一步对眼睛造成损伤。

3. 勿强行送回眼中的异物

如果眼内已经有异物从伤口脱出，千万不要将其送回眼内。因为脱出的组织已经被外界污染，将其重新送回眼内会增加感染的风险，可能会导致严重的眼内炎症并造成视力损伤。应该避免触碰脱出的组织，等待专业医疗人员进行适当的处理。另外，伤者在眼球穿通伤发生后也应避免过度低头。过度低头可能会增加眼球向外凸出的风险，导致伤口难以愈合。

4. 勿强行取出眼中的异物

插入眼球里的异物原则上不应将其强行拉出。在受伤眼上加盖清洁的敷料，制作一个垫圈放在受伤部位，再用一个大小适当的小碗扣在垫圈上，最后用三角巾折叠呈条带状，或用绷带包扎即可。严禁加压包扎，以防压迫受伤的眼球。包扎的目的仅是限制眼部活动和摩擦加重损伤，减少光线对伤眼的刺激。即使一只眼睛受伤，也最好包扎双眼，以免健康的眼珠转动带动受伤眼珠转动而使伤情加重。

尤其要注意的是，千万不要用水冲洗伤眼或涂抹任何药物。因为眼球内部有两个房间，即前房和后房，它们充满着透明清澈的液体，称为房水。这种房水是由睫状上皮产生的，含有较高浓度的葡萄糖和抗坏血酸，为角膜和晶状体提供必要的营养。它对维持角膜和晶状体的正常生理功能、保持透明度起着关键作用。

如果眼球受伤的是低年级的学生，需要安抚他们情绪，避免哭闹，并迅速将他们送往医院进一步抢救。在运送的过程中，

要尽量减少颠簸，以避免眼内物质的进一步脱出。如果伤者眼睛有活动性出血，应抬高其头部使其位置高于心脏。这样做有助于减轻出血，能够最大程度地减轻伤害，并提供最佳的治疗条件。

脚扭伤了，多动还是少动？

对于学生来说，他们正值青春时期，充满朝气，活泼好动，总是喜欢上蹿下跳。尤其是在体育课上，学生会进行各式各样的运动，比如跳高、跳远、长跑等，这些活动都不免会引起关节扭伤。在各类关节扭伤中，脚扭伤是最为常见的，它是关节韧带被过度牵拉造成的。

在外力的作用下，踝关节骤然向一侧活动，而超过其正常活动度时，就会引起关节周围软组织，比如关节囊、韧带、肌腱等发生撕裂伤。

踝关节的结构十分复杂，缺乏足够的肌肉来保护它，就更容易受伤。如果不小心扭伤了脚，轻者会出现部分韧带纤维撕裂，症状为疼痛、压痛、青紫、肿胀等。严重者可使韧带完全断裂，或韧带及关节附着处的骨质撕脱，甚至发生关节脱位。

一、脚扭伤的常见伤害

1. 引起足内翻的动作

脚扭伤的发生与足部的生理特征及重心分布密切相关。其中，大部分情况与足内翻有关。虽然足外翻也可能是崴脚的原因之一，但在多数情况下，由于人体的生理构造，足内翻更为普遍。这是因为人的重心位于双脚中间，使双足有向外倾斜的趋势，进而引发足内翻的动作。

2. 引起内侧韧带部位的疼痛

足外翻时，这种症状在早期可能并不明显，但若未得到适当治疗，可能会导致严重后果。如果早期治疗不当，可能会使韧带

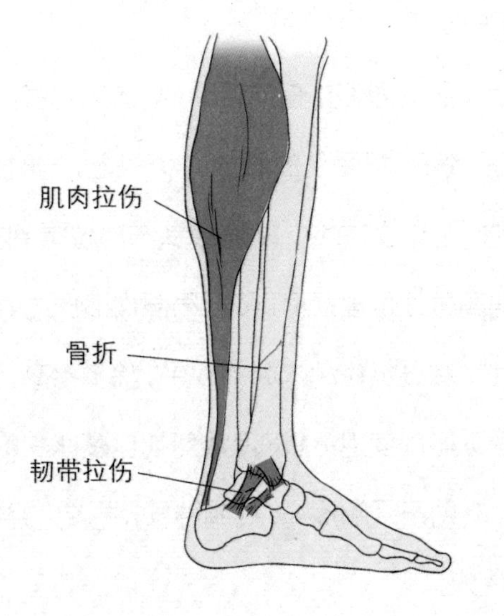

过度松弛。在这种情况下，踝关节容易失去稳定性，引发反复扭伤的问题。反复的扭伤事件可能会导致进一步的损伤，包括韧带的撕裂或断裂，甚至可能会导致骨折。

3. 增加踝关节受伤的风险

当韧带过度松弛时，踝关节在支撑体重和承受运动时变得不稳定，从而增加了进一步受伤的风险。反复的扭伤事件还可能引起关节软骨的损伤，因为不稳定的关节在运动中不能得到适当的支持和保护。这种情况下，软骨可能会受到额外的压力和摩擦，逐渐发展成创伤性关节炎。

二、脚扭伤后的应急处理

1. 抬高伤肢

脚扭伤后，要立即停止任何活动，把伤肢抬高。最简便的方法是就近找一把椅子，把受伤的脚放在椅子上，同时在椅子下方垫上一些软质物品，比如书包，以确保受伤部位得到充分的支撑和舒适。通过提高患处位置，可以降低局部血液压力，促使血液更有效地返回心脏，减缓炎症和水肿的发生。除了抬高，冷敷也是受伤后的重要步骤。可以使用冰袋、冷敷剂或包裹冰块的毛巾，轻轻敷在受伤区域，有助于缓解疼痛、控制肿胀，并减少组织损伤。

2. 加压包扎

“8”字形加压包扎法，是一种有效的急救手段。具体而言，

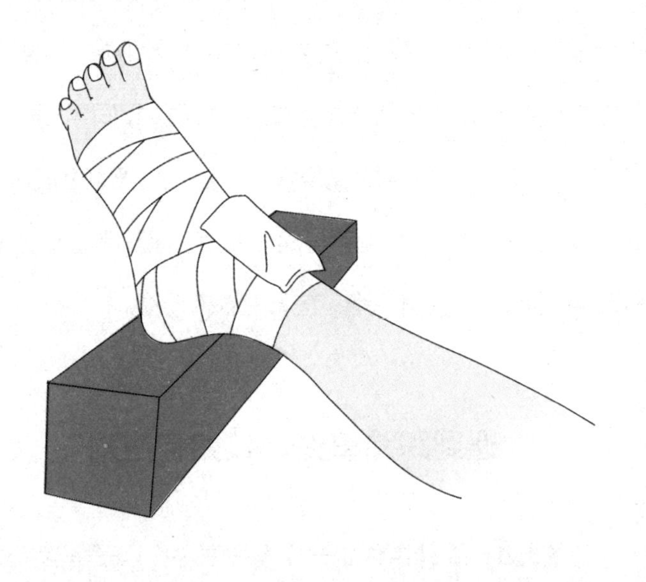

可以采用如下步骤：首先进行一圈向上的包扎，接着进行一圈向下的包扎，每一圈在正面和前一圈相交的位置形成“8”字形状，而且要适当施加压力，保持包扎的紧密度。此外，每一周的包扎应当覆盖前一周的一半，以确保足够的支持和固定效果。

3. 固定受伤部位

如果有学生受伤，特别是怀疑骨折的情况，可以采用更为稳定的固定方法。比如，可以选用两块长约 30 厘米的木板或硬纸板，分别置于受伤部位的内外两侧。在受伤部位加放棉垫、毛巾或衣物等，以避免进一步的刺激和损伤。然后使用绷带或三角巾等物将两块木板进行固定结扎，确保骨折部位得到有效的支持和稳定。

虽然学生扭伤脚是一种常见的小意外，但迅速的急救和正确的处理对于学生的康复至关重要。通过了解脚扭伤的常见原因，学生们可以更好地防范此类意外。在校园中，同学们应该迅速反应，对伤势进行评估，并采取简单的包扎、冷敷和抬腿措施。在康复阶段，及时就医并积极参与康复锻炼，保障学生们的身体健康和安全，创造一个更加温馨、充满关爱的校园。

遇到踩踏事件，该如何应对？

在校园中，踩踏事件是一个备受关注的问题。学会如何正确应对，是一项至关重要的技能，尤其是在学校这种人员密集的场

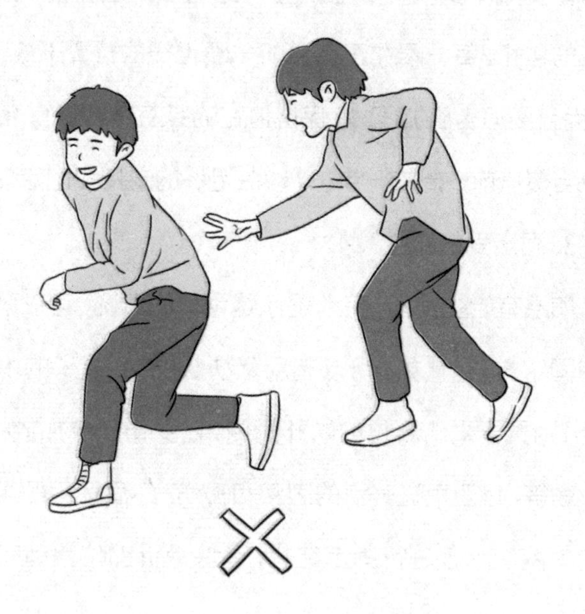

所，更容易出现拥挤和混乱的情况。在这种环境中，学生的安全意识可能会相对较弱。因此，我们不仅需要学会保护自己，还要具备一种协同合作的意识。

在防范踩踏事件方面，学校不仅需要改善人流管理，还应制定一系列措施来提高整体的校园安全水平。设立安全出口和引导人群流动是其中最关键的一环，可以有效降低因拥挤而引发踩踏事件的风险。为了确保学生的安全，学校不仅要传授防范踩踏的知识，还应该定期组织安全演习，让学生在模拟场景中学习如何正确、迅速地应对紧急情况。

1. 深入理解踩踏事件的伤害机制

在拥挤踩踏事故中，伤害的直接原因是拥挤人群的重力或推力叠加所致。即便是一个人的单脚踩上去，所施加的力度至少也有二三十千克。但是，当有十几个人推挤或压倒在一个人身上时，形成的压力可能超过 1000 千克。这样的极端情况会导致人体胸腔受到巨大的挤压，使其难以或无法扩张，从而引发挤压性窒息。

2. 开展踩踏事件的教育宣传

学校应该向学生普及人流安全知识，使其了解在拥挤场合如何保持自身安全。同时，学校还应该与相关部门合作，制定详细的紧急救援计划，以便在发生踩踏事件时能够迅速而有序地展开救援工作。通过多方面的努力，学校可以建立一个更加安全、有序的校园环境，确保每个学生都能在平安的环境中成长。

集体观看演出或参加体育锻炼时也是踩踏事故发生的高发

地点。但是，在校园中，容易发生踩踏的场所主要集中在教学楼中，尤其是下课时间的楼梯拐弯处。这些地点通常人员相对集中，容易形成拥挤的局面。

3. 疏导学生的心理问题

学生的心理因素也是一个不可忽视的因素。大多数学生都具有强烈的好奇心，难以完全控制自己的情绪。尤其是遇到突发情况时，学生更容易感到紧张慌乱，这种情绪状态可能会加剧拥挤踩踏的发生。那么，拥挤踩踏事件发生后需要采取什么防范措施呢？

首先，当拥挤的人群朝着自己行进时，明智的行为举措至关重要。不要逆着人流前进，也不要因为慌乱而奔跑，因为那样做

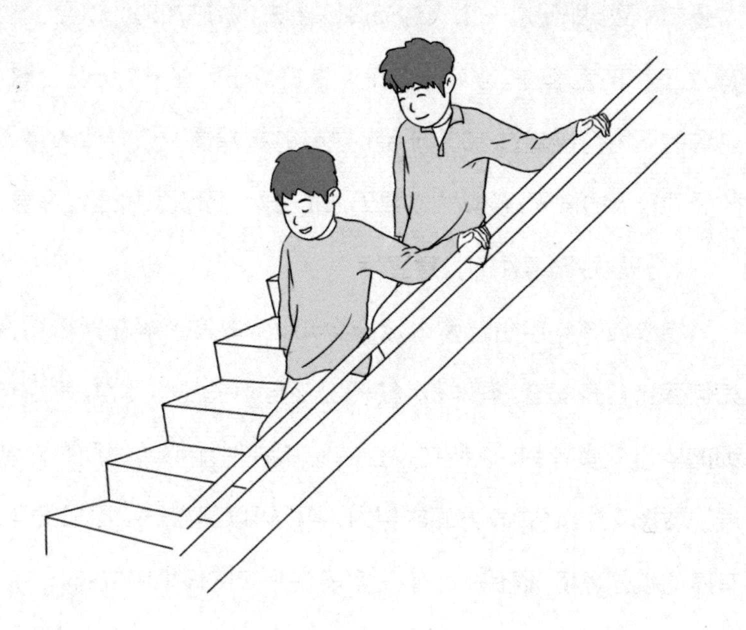

容易被踩踏而受伤。此时，应该迅速找到一个相对安全的位置，避让到一边，等待人流过去后再继续行进。

其次，当不幸陷入拥挤的人群中时，首要任务是稳住双脚。采用体位前倾或者低重心的姿势有助于保持身体的平衡和稳定。此外，如果有可能，可以尝试抓住附近坚固牢靠的物体，以提供额外的支撑。这样的举动有助于人们迅速而镇静地离开现场，减少可能的伤害风险。

在这些紧急情况下，冷静和理智是最关键的因素。避免过度慌张，保持冷静的思维和行动，有助于更有效地保护自己。学校和其他公共场所可以通过安全演练和定期的应急培训来提高人们在紧急情况下的反应能力，使人们能够更加从容地面对突发状况，降低事故的发生率。通过这些预防和应对的措施，为人们提供一个更安全的环境。

高空抛物有杀伤力，这样预防才有效

从高空中抛物，看似是一件轻飘飘的物品，却隐藏着巨大的威力和潜在的危害。这一行为在城市中已成为仅次于交通事故的伤害行为。以鸡蛋为例，从不同的楼层抛下去，其冲击力呈几何级增长，会给人们的生命和健康带来巨大的威胁。

当把一颗鸡蛋从 5 楼抛下时，其冲击力可以达到 4.42 千克。此时，如果有人从此处经过，足以在人的头顶留下明显的肿包；

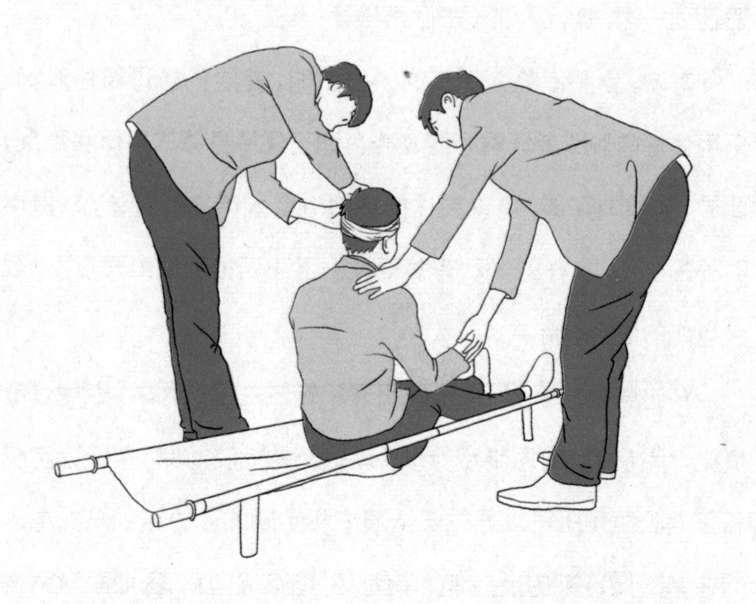

当把一颗鸡蛋从 10 楼抛下时，鸡蛋的冲击力会增至约 6.25 千克，砸中人的头顶时不再只是肿包，而是会造成头部破裂、血流不止的伤害。可以说，高空抛物有着不可比拟的严重性，甚至还有可能演变成一种危险的攻击行为。

尤其是在校园里，面对高空坠物引发的头部外伤，及时准确的急救措施是拯救学生性命的关键。高空坠物的危险性不仅体现在物体的冲击力，更在于它可能会在瞬间将受伤者推向生命的边缘。因此，在急救车赶到之前，必须立即做出迅速的判断和果断的行动，以确保最大程度地保护伤者的生命和健康。

1. 迅速判断伤势

面对伤者需要迅速判断其伤势，包括观察受伤部位和生命体征。如果伤者神志清醒并能够自主活动，我们应鼓励其保持相对安静，这有助于减轻伤者可能面临的额外风险，并有利于进行急救。如果伤者无法自主活动，我们不能轻率地进行乱抬或乱背的行为，因为这可能导致脊柱和脊髓损伤，进一步加重伤势。所以，事发之后应该立即拨打“120”急救电话，并向急救中心提供精准的救援建议。

2. 进行初步急救

在等待急救车的过程中，要对伤者进行初步急救。在面对可能存在骨折的情况时，正确的固定措施至关重要。对于肋骨骨折，可以使用三角巾、绷带或者周围的衣物来固定受伤的胸部区域。这种固定措施有助于稳定受伤的肋骨，减少因活动而引起的疼痛和损伤。对于四肢骨折，需要使用硬纸板或任何能够提供坚固支撑的物品来固定受伤的部位，将硬纸板放置于骨折处，并使用布带或绷带适度地固定。在这个过程中，必须确保固定的松紧度合适，以免影响伤处的血液循环。

3. 切勿急于拔出异物

当头部受伤导致外伤时，特别是刺伤或戳伤伤者头部时，不要急于并擅自拔出异物。这可能会导致大量出血，难以止住，甚至引发二次创伤。应该使用厚敷料固定伤口周围的异物，然后进行适度包扎。在处理头部受伤时，迅速冷静地反应至关重要。同时，还要做好紧急救助，包括采取一些基本措施，以减轻伤者的痛苦和防止再次受到伤害。

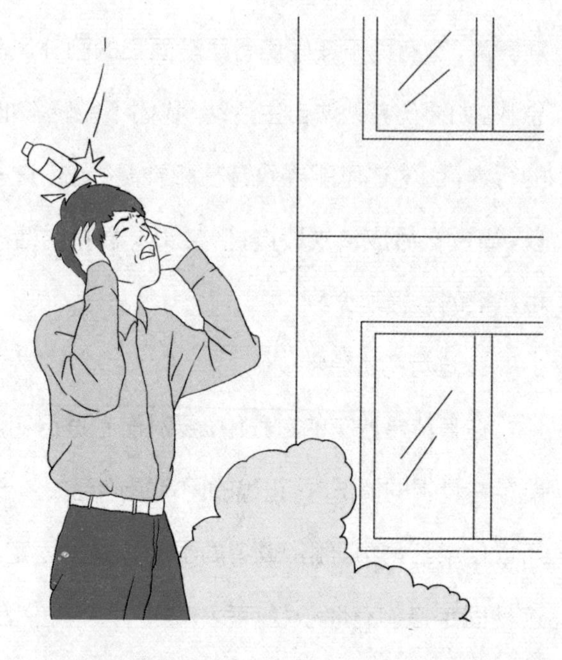

需要注意的是，当学生被高空坠物砸伤头部后，尤其是出现意识障碍、呕吐等症状时，可能是脑震荡的迹象。在这种情况下，需要确保伤者得到适当的急救。首先，要确保伤者的安全。将伤者平卧，保持头部、颈部和脊椎处于对齐状态，以避免引发颈部损伤。其次，清理口腔内的异物，确保呼吸道通畅，但切勿令伤者进食或饮水，以防可能的恶化。在开放性颅脑外伤的情况下，切勿压迫脑组织。使用无菌或清洁的敷料轻轻覆盖在伤口周围，避免直接接触伤口，以防止感染。这样的处理有助于保护伤口，并减少进一步的细菌感染。

总体来说，高空坠物引起的头部外伤需要迅速谨慎的急救措施。在这一紧急情况下，正确的判断和及时的应对至关重要，可以最大限度地保护伤者的生命安全，并为他们争取到更多的救治时间。同时，高空坠物事件的发生也提醒人们，要严格加强对校园安全的关注，以减少此类意外事件的发生。

异物刺入体内，拔还是不拔？

异物刺入体内，是一种较为严重的外伤性急症，在处理的过程中有一项重要原则：在紧急情况下，异物刺入体内后，是不能立即拔出的。这是因为当异物刺入体内时，往往会刺穿皮肤和组织，刺伤内部的肌肉、血管、神经和其他重要结构，可能会导致大量出血。同时，刺入体内的异物不拔出时，由于压力的原因异物与肌肉紧密结合，会暂时在血管中形成血栓。

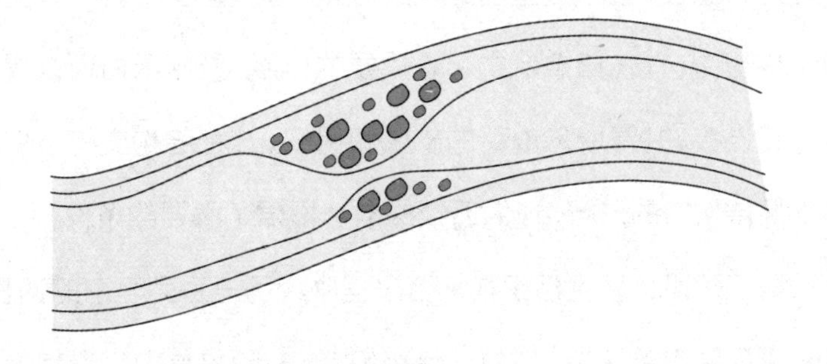

当然，血栓并没有想象中那么可怕，它是血液在血管内凝结形成的块状物，它在一定程度上是人体自我保护的一种机制。当我们受伤后，出血是身体的一种自然反应。那么，身体出血后，伤口是如何愈合的呢？主要分为以下三个阶段。

第一阶段：出血后，人体的生理反应启动了一个复杂的愈合过程。血小板在伤口处迅速聚集，形成血小板栓，有助于封闭伤口，防止进一步失血。随后，身体释放特定的化学信号，引导细胞朝伤口迁移，并开始构建初步的血凝块。这些细胞在伤口区域合成胶原蛋白，创建了细胞支架，提供了一种结构支持，为组织再生和愈合奠定基础。同时，新生血管开始生长，以供应伤口所需的营养物质以及氧气。

第二阶段：随着愈合过程的推进，伤口的细胞进入了增殖和合成新组织的关键阶段。这时，细胞开始迅速分裂和增殖，以填补伤口，促进新组织的形成。细胞通过产生和释放生物分子来促进伤口愈合，其中最重要的是胶原蛋白。胶原蛋白是一种主要的结构蛋白，在伤口愈合中起着重要的作用。胶原蛋白可以提供支持和连接，并帮助形成新的皮肤和组织。这种结构支持不仅有助于保持伤口的形状，还为后续的愈合提供了必要的条件。

第三阶段：新生组织在愈合过程中经历一系列复杂的调整，逐渐排列并重新塑造，形成结缔组织，这一阶段是为了逐步恢复受损组织的力学强度。结缔组织的形成是愈合过程的关键步骤，它为伤口提供了更稳固的支持。整个愈合过程是一个动态的过

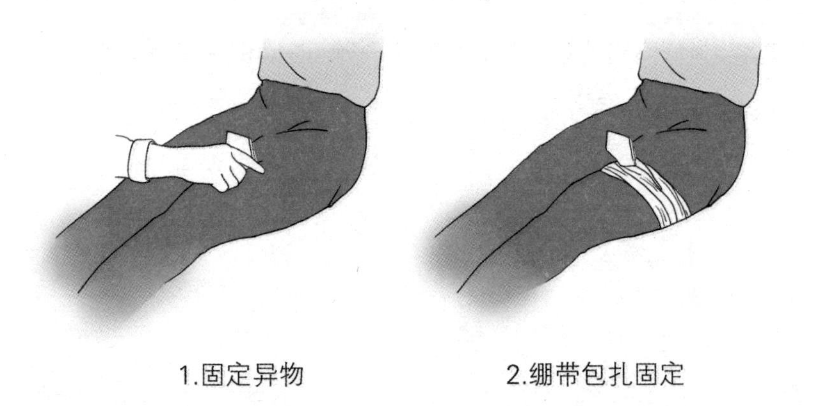

1.固定异物　　2.绷带包扎固定

程，受到多种因素的影响。伤口的大小和深度是其中关键的因素之一，因为不同长度和深度的伤口需要不同程度的修复和再生。

人体本就是一个奇妙的组织，当血管受损后，就会自行收缩使血管变狭窄，减少出血量。当伤口逐渐愈合时，结痂就会自然脱落。刺入体内的异物之所以不能擅自拔出，就是因为它可以起到一定的止血和封闭伤口的作用。此外，异物刺入体内不拔出来还有两个理由：其一，拔出体内的异物时，压力会在瞬间消失，血会大量喷射出来，会导致伤者失血过多；其二，体内的异物在拔出来的过程中会加重脏器的损伤，也会加重出血和其他并发症的发生。

因此，正确的急救措施是暂时先不要拔出异物，而是应该迅速拨打急救电话，寻求医疗专业人员的帮助。医护人员具有相关的知识和技能，可以在控制出血的同时，评估异物的位置和影响，并进行适当的处理。他们会综合考虑患者的状况、异物的位置和类型，采取适当的措施将异物安全去除，并确保患者得到最佳的治疗和救治。

第四章
户外急救，突如其来的一场“考试”

户外活动，是一场突如其来且关乎生命安全的“考试”。在户外，可能的意外事件包罗万象。比如，一不小心就可能闪了腰，或者在探险中被晒伤，又或者在旅游时遭到毒蛇咬伤等。这一系列外伤，能够让我们认识到生命的脆弱与坚韧。

每一次户外活动，都是一种极具挑战性的冒险，而急救技能则会成为我们的“庇护神”。户外急救，可谓是一次对生命的深刻体验。在户外急救的实践中，我们会发现自身的潜能，让自己变得勇敢果断，成为一名在关键时刻能够挺身而出的急救英雄。

不小心闪了腰，怎么办？

急性腰扭伤，俗称闪腰，是一种在中老年人群中十分常见的腰部损伤。在日常生活中，由于各种原因，比如不良的姿势、用力过度等，腰部扭伤的风险随处可见。这类损伤会导致人们的腰部产生不适，影响其正常的活动。症状通常表现为在活动时感到疼

痛，即使是轻微的动作，都有可能引发剧痛。情况严重者，甚至还可能导致无法下床行走。

腰部是人体一个重要的支持和活动部位，通过肌肉、筋膜、韧带等协同作用，维持着上半身的正常活动。当腰部遭受损伤时，上肢的正常活动也会随之受到限制。更为令人担忧的是，一些平时看似普通的动作，比如咳嗽、伸懒腰、打哈欠等，都有可能导致腰部扭伤的发生。因此，如何预防和妥善应对急性腰扭伤变得尤为重要。

一、腰扭伤后的症状表现

腰扭伤后的症状表现是一个复杂而多层次的综合体，它涵

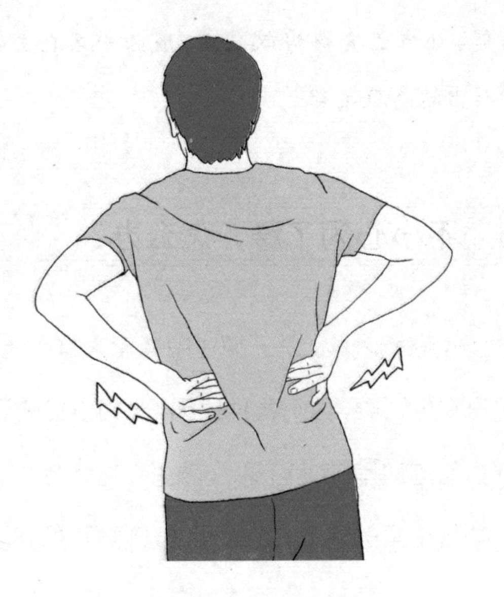

盖多个方面，从疼痛感到活动受限，再到特定体征的出现，这些都是损伤症状的综合体现。

1. 疼痛感

疼痛感是腰扭伤最为显著的表现之一，患者可能会经历剧烈的腰部疼痛，这种疼痛可能呈现单侧或双侧，并在正常活动时尤为明显。这种疼痛不仅限制了患者的正常活动，使行动变得困难，甚至可能要求患者采取特定的姿势以减轻疼痛感。

2. 活动受限

活动受限是腰扭伤的另一个突出表现，患者在行动时会感到不便，甚至在简单的翻身动作中也会遇到困难。这种显著的活动受限并非单一原因所致，而是由于疼痛感和肌肉痉挛共同作用所致，使患者在日常生活中的活动受到明显影响。

3. 腰肌与臀肌的痉挛

腰肌与臀肌的痉挛是腰扭伤的典型症状之一，患者可能会明显感受到肌肉处于高度的紧张状态，有时甚至可以触及硬结或条索状的质感。这种肌肉的紧缩不仅导致了局部区域的疼痛感，也进一步加剧了活动受限的程度。这种肌肉的过度紧张或痉挛状态，被视为身体在应激或疼痛刺激下的一种防御性反应。

4. 特定的体征

特定的体征也会在腰扭伤中显现，在进行身体检查时，医生可能会触摸到腰扭伤处的显著压痛点，有时还可能引发患者的明显触痛感。在诊断过程中这些体征的表现为医生提供了有效的线索，而不同的损伤可能呈现出不同的症状表现。以骶髂关节受损为例，患者可能表现出骶髂关节区域的特定疼痛感。

二、急救处理的方法

1. 冷敷法

在腰部扭伤初期，冷敷是应对疼痛和炎症的有效急救方法。首先，获取冰袋或冰块，并用毛巾将其包裹，以避免直接接触皮肤。其次，将包裹好的冰袋放置在受伤部位，保持冰敷 10 ~ 15 分钟。冷敷的频率为每隔 3 分钟蘸一次水，以维持冷敷的效果。这个过程将有助于收缩受伤部位的血管，减轻肿胀和炎症，同时也能有效地减轻疼痛感。

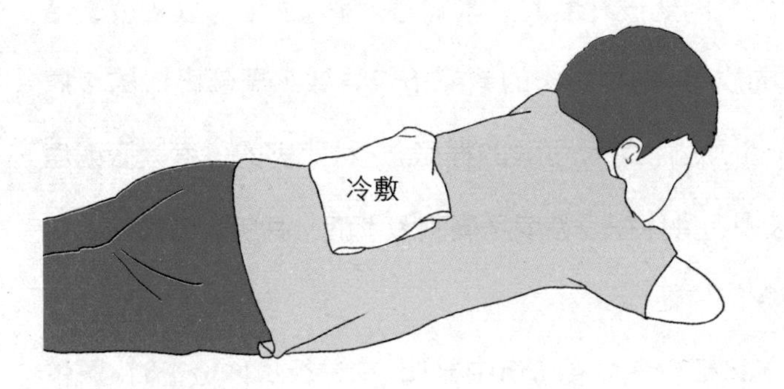

2. 平卧休息

为了最大限度地减轻腰部的压力，迅速选择硬板床平卧休息是至关重要的。如果没有硬板床可用，可以在硬地板上垫上被褥、床单等，确保身体能够平卧。在平卧的过程中，尽量保持腰部与下肢的自然延伸，以减轻腰椎的负担。这个姿势有助于松弛腰部肌肉、韧带与筋膜，促进伤势的缓解。休息时，可以用柔软的枕头来提供额外的支撑，确保颈椎与腰椎保持自然曲度。

虽然腰部扭伤十分常见，但通过正确的急救和科学的康复措施，多数患者能够快速缓解症状，达到令人满意的康复效果。在这整个过程中，及时就医和听从专业建议显得尤为重要。通过自助急救和科学的康复方法，我们可以更好地应对腰部扭伤，使患者能够重返健康的生活。

创可贴，并非“万能贴”

创可贴是家庭急救中常用的物品，但它并不是“万能贴”，自然也不适用于所有的伤口。创可贴具有防水、防菌、防异物的作用，有助于加速小伤口的愈合。需要强调的是，创可贴更适用于那些伤口整齐、出血不多、不需要缝合的浅表伤口。对于这类伤口，创可贴能够提供一定的保护，防止感染，并在愈合过程中起到一定的辅助作用。

使用创可贴时，需要遵循以下步骤：首先，必须用洁净的水

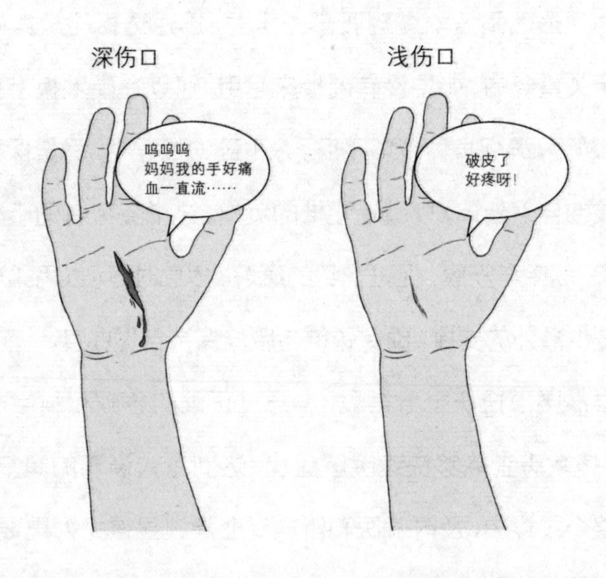

或生理盐水彻底冲洗伤口，确保伤口表面干净。其次，利用碘伏等消毒剂对伤口进行消毒，以预防感染，然后再粘贴创可贴。此外，创可贴的使用时间不宜过长，需要每日更换。贴创可贴时，也需确保不要缠绕得过紧，以免影响血液的正常流动。但是，对于下面这几种伤口，不建议使用创可贴。

1. 深度扎伤

在面对被生锈的针刺伤或者铁钉扎伤的深部伤口时，迅速就医至关重要。这不仅是因为伤口的深度和特殊性可能需要专业的医疗处理，还因为这些情况下可能存在感染的风险，尤其是破伤风。

破伤风是由破伤风梭菌引起的疾病，这种梭菌是一种厌氧菌，即在缺氧的环境下能够迅速繁殖的细菌。由于铁钉等物品扎伤的伤口通常是深而窄的，这样的伤口可能会形成局部相对缺氧的环境，这就为破伤风梭菌的生长提供了理想的条件。因此，对于这类伤口，破伤风的感染风险显著增加。

伤口越深、越窄、越脏，感染的危险性就越大。此外，需要特别注意的是，受伤后带入伤口的细菌不仅限于破伤风梭菌，如果处理不慎，其他细菌也可能在伤口深处繁殖，导致伤口化脓、感染，甚至会出现寒战、高热等症状。

2. 动物抓伤、咬伤

当面对小猫、小狗抓伤或咬伤的情况时，迅速而适当的处理是至关重要的。首先，要及时用皂液彻底清洗伤口，这可以有效减少感染的风险。然后，寻求医生的帮助评估伤口情况，并考虑是否需要进一步处理伤口并接种狂犬疫苗。

根据暴露的程度，将其分为不同级别，并采取相应的处理措施：一级暴露意味着被小动物（比如猫、狗）舔舐，但皮肤完整，这种情况下一般无须特殊处理；二级暴露是指有牙痕或抓痕，没有出血，这时应立即用清水清洗伤口，并前往医院接种狂犬疫苗；三级暴露则更为严重，伤口流血或破皮的伤口被动物舔舐，或者接触到蝙蝠，针对这种情况，应立即处理伤口，并接种狂犬疫苗。情况严重时，可能还需要注射狂犬免疫球蛋白。

3. 感染化脓的伤口

当伤口受到细菌侵入时，机体会启动炎症反应，这是伤口愈合过程中不可或缺的阶段。在这一过程中，人体通过调动自身的免疫机制，对入侵的病原菌进行杀灭和吞噬。这主要通过白细胞和巨噬细胞与病原菌进行战斗来实现。炎症反应的结果包括产生坏死组织、组织液，以及大量白细胞完成任务后死亡留下的白细胞体，这些与细菌分解产物一起构成了脓液。

当脓液较多且未得到适当处理时，伤口可能会发生化脓。化脓是由于大量细菌感染引起的，伴随着脓液的积聚。在这种情况下，伤口不适合使用创可贴。使用创可贴可能会导致引流不畅，进而加重伤口感染的风险。

4. 大面积破损和溃烂

如果伤口的面积较大，远超创可贴能够覆盖的面积，就需要去医院进行消毒、清创、缝合和包扎等处理。首先，医护人员会进行仔细而全面的伤口评估，以确定伤口的深度、长度和其他可能

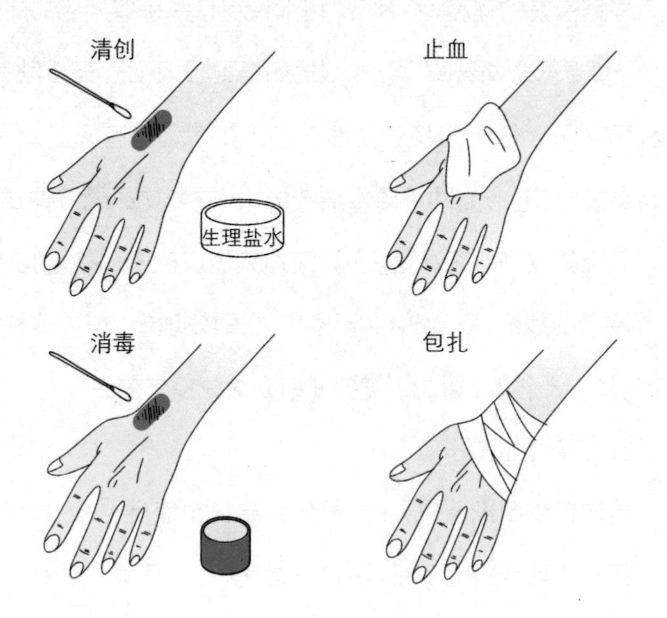

的并发症。其次，需要对伤口进行消毒，采取适当的抗菌措施，以预防感染。对于大面积的破损和溃烂，医生可能会进行清创，即清除伤口周围的受损组织，以促进愈合。

在日常生活中，创可贴被视为急救小利器，能够迅速应对一些小伤口和擦伤。虽然它在一些轻微的创伤情况下能够提供一定的保护，但在面对更严重、更复杂的伤口时，它却不能替代专业医疗护理。最终，健康和安全永远是首要考虑，我们需要理性看待伤口处理，及时寻求专业帮助，以确保伤口能够得到正确的处理，从而有助于康复。

皮肤被晒伤后，还能恢复吗？

夏日午后，炎热的阳光穿透云层，照耀着大地。此时此刻，人们就会走出家门，去享受大自然的恩赐。随着阳光的日渐强烈，人们待在户外的时间久了，肌肤就容易出现红肿、刺痛、水泡、脱皮等现象，这就意味着你的皮肤被晒伤了。皮肤被晒伤后，还能恢复吗？

当我们首次面对晒伤时，或许会将其简单地视作皮肤表面的问题。毕竟太阳的紫外线穿透大气层，会对皮肤造成一定的伤害。实际上，晒伤是一种对日光照射产生的急性炎症反应，也就是日光性皮炎。这种反应并非轻描淡写的表面问题，而是一个更为复杂的生理过程。

首先，晒伤的过程包含一系列复杂的生理变化。当阳光中的紫外线照射到皮肤表面时，它会激活皮肤细胞中的一些生物分子，引发炎症反应。这一反应既是身体对外界刺激的自然应对，也是一种警告机制。因此，晒伤不仅是皮肤被紫外线“轻度灼伤”，更是身体对外界环境变化的一种紧急反应。

其次，晒伤的严重程度受多种因素的影响。光线的强弱、照射时间的长短、个体的肤色、体质、种族等因素，都会影响晒伤的发生和严重程度。对于儿童、妇女、建筑工人、长期从事户外工作者以及滑雪和水上项目的运动员，由于其不同的生活和工作特点，更容易受到日光性皮炎的困扰。

最后，晒伤的常见症状和典型症状。晒伤多发生在暴晒后的 2 ～ 12 小时内显露其伤势，其表现可谓丰富多样。皮肤损伤主

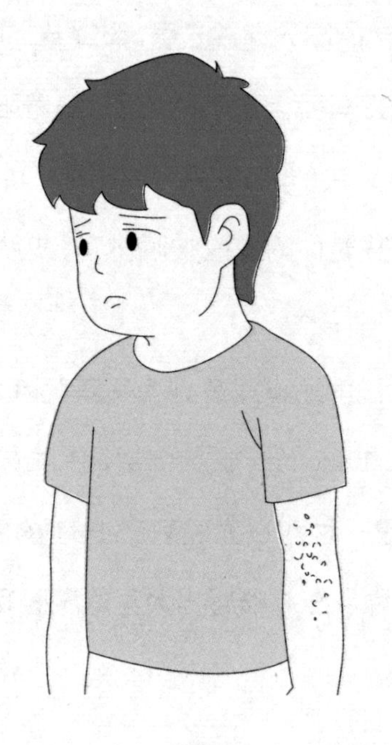

要集中在受到阳光暴晒的部位，初期呈现鲜红至猩红色的水肿性斑，其边缘鲜明而清晰。这一症状的出现是晒伤炎症反应的直接体现，皮肤对紫外线的刺激做出的自我保护机制。在大面积的晒伤中，可能会表现为不适感、寒战和发热等症状，会让人们有一种灼烧感或刺痛感，从而影响睡眠质量。几天后红斑和水肿消退，出现脱屑和暂时性色素沉着。轻者 2 ～ 3 天内痊愈，严重者 7 天左右才能恢复。

晒伤也是伤，需要我们抓紧时间进行科学的护理，以防止进一步加重皮肤损伤。对于晒伤后的肌肤，迅速采取补救措施至关重要，以便尽早修复受损的皮肤组织。科学的护理方法主要包括对皮肤进行补水和美白，以有效减轻晒伤引起的不适，促进肌肤的快速康复。在晒伤伤势较轻的情况下，应该选择食用温和且不刺激的保养品。这些产品可以帮助缓解晒伤引起的炎症，提供必要的营养，促进细胞修护和再生。

此外，针对晒伤引起的色素沉着问题，美白也是一个值得注意的方面。选择含有抗氧化成分、维生素 C 等美白成分的护肤品，有助于淡化晒伤后可能出现的黑斑和色素沉着，恢复肌肤的均匀亮泽。但是，在使用美白产品时需要谨慎，避免使用含有刺激成分的产品，以免对受损皮肤造成额外负担。

当面部皮肤因为阳光照射而出现红肿的情况时，我们可以将面部及鼻子等发红的部位作为中心，用蘸了化妆水的化妆棉进行冷敷。这种方法有助于迅速为发热的皮肤降温，化妆水中的

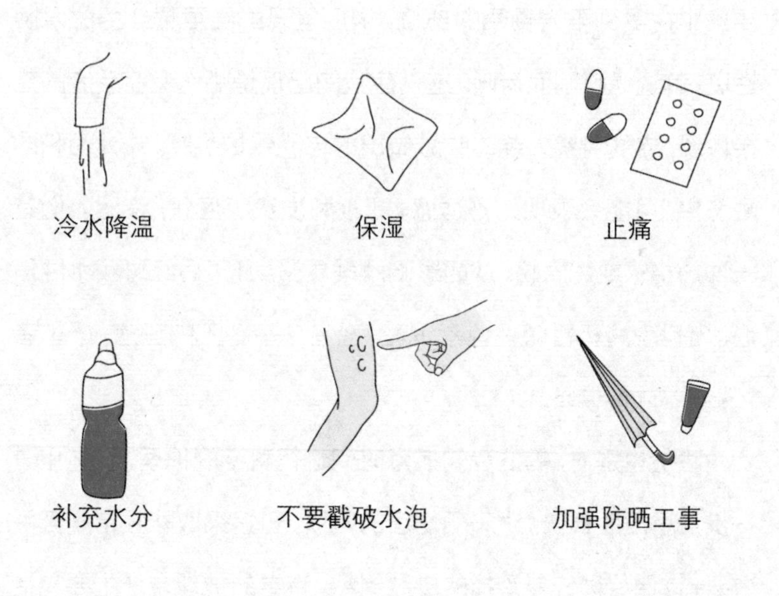

成分也有助于镇静受损的皮肤。在敷面的过程中，可以持续用蘸了化妆水的化妆棉轻轻拍打或涂抹在红肿的部位，直至皮肤感到冰凉为止。接下来，要用润肤露进行保湿。

如果皮肤受到强烈阳光的灼伤，已经出现类似烫伤的症状，此时应采取冷湿敷的方式降温。冷湿敷可以通过使用冷毛巾或冷湿敷剂，帮助受损皮肤迅速消退发红、肿胀和疼痛感，为受损的皮肤提供急救和舒缓。如果在灼伤的情况下，不建议使用任何护肤用品，以免进一步刺激受损的皮肤。

被蛇咬伤后，用对方法很关键

在城市生活中，我们往往认为被蛇咬伤的概率较低，因为城市环境相对较为安全。然而，随着人们对异国宠物的热衷和野外探险的增加，与蛇类有关的意外情况在城市中也时有发生。宠物文化的兴起，导致一些人将蛇类当作独特有趣的宠物饲养。虽然大多数宠物蛇是温顺无毒的，但是无论在任何情况下，都存在潜在的咬伤风险。

我国拥有丰富的蛇类资源，种类约有 208 余种。毒蛇的分布相对广泛，尤其集中在南方两广地区。因此，这些地区的居民和前往探险的旅行者在野外活动中可能会面临被蛇类咬伤的风险。

在这样的环境下，居民和旅行者需要注意在野外活动中可能遭遇到的蛇类。这可能包括在郊外远足、山区探险或是农村地带的户外活动。穿戴适当的防护装备，比如长袖和长裤，是减少被蛇咬伤的一种简单措施。此外，了解当地常见的蛇类种类和习

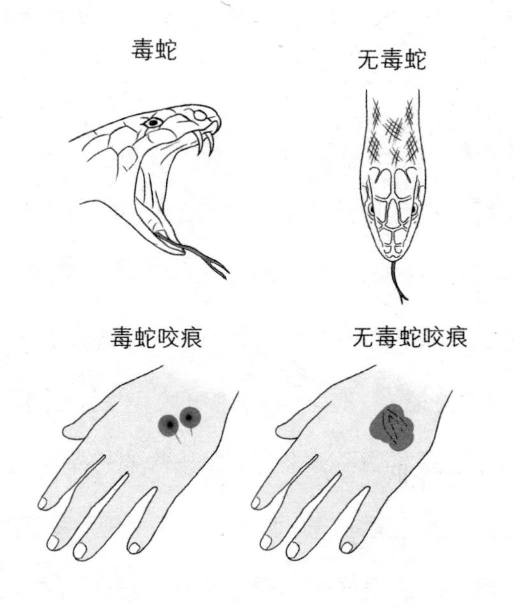

性，以及掌握应对蛇类咬伤的基本急救知识也至关重要。

1. 保持镇静

当面对被毒蛇咬伤时，保持镇静是关键。尽管恐慌和焦虑是常见的自然反应，但在这样的危急情况下，保持镇定有助于控制情绪，保持镇静会缓解心率加快和呼吸急促，从而减缓毒素在体内的扩散速度。此外，冷静的状态也有助于减轻伤者的紧张感，帮助他们更好地与急救人员合作，接受必要的治疗。

2. 拔除毒牙

拔除毒牙的目的是减少毒液的输入，以防止蛇毒继续释放毒素。在执行这一步骤时，需要谨慎行事，避免额外的伤害。被咬伤者应保持冷静和安静，切勿惊慌奔走，以免加速毒液的吸收和扩散。在这种情况下，需要找到一个安全的地方坐下来，保持身体相对静止。同时，建议将头和肩膀抬高，以减缓毒素在体内的流动。

3. 心肺复苏

首先，可以在伤口近心端距离伤口 5 厘米的地方使用止血带结扎肢体。此时，松紧度的调整应以能够轻松放进一根手指为宜，以避免过紧造成血液循环障碍。这一措施有助于减缓毒素在受伤肢体内的传播。其次，经过简单的处理后，应迅速将伤者送往医院，由专业医生进一步救治。在急救的过程中，同伴需密切关注伤员的状况，包括神志、血压、脉搏、呼吸、尿量以及局部伤口等方面的情况。如果患者出现呼吸和心跳停止的情况，立即开

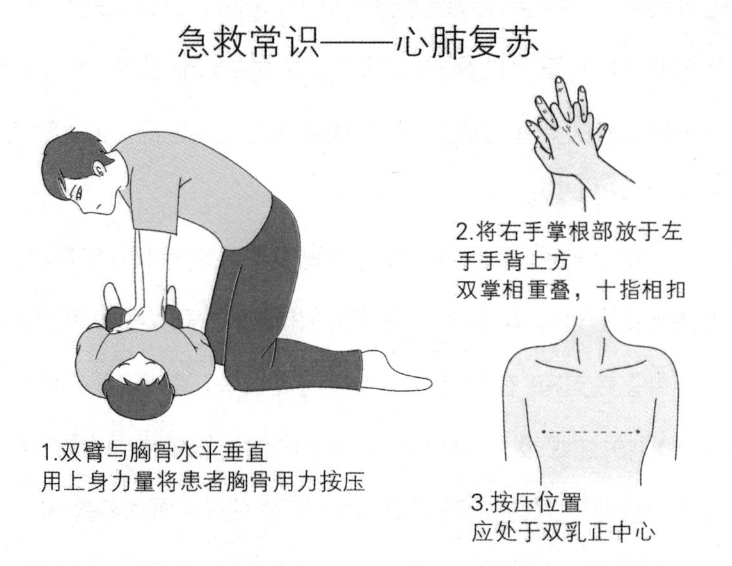

始心肺复苏，尽早进行有效的心肺复苏操作是拯救生命的关键。

4. 及时就医

迅速寻求医疗帮助是关键，尽快到达医疗机构或呼叫急救团队。在等待救援或前往医院的过程中，一些错误的处理方式可能会加剧伤势，其中最为常见且危险的是尝试用嘴吸出毒液，这种做法是极其不建议的。用嘴吸出毒液会使毒素进入吸毒者的口腔、黏膜甚至血液中，增加吸毒者自身受到毒素影响的风险。此外，尝试吸出毒液也会浪费宝贵的时间，而且几乎没有任何有效性。

需要强调指出的是，一些传统的治疗方法，比如绑紧带子或冰敷等，也不适用于毒蛇咬伤的处理。使用绑紧带子可能会产生负面效果，因为这会阻碍正常的血液循环，进而加剧组织损伤。

过紧的带子可能会导致血液供应受限，增加局部缺血的风险，而且可能会阻碍毒素的排出。同样的，在毒蛇咬伤的情况下，冰敷也不是推荐的处理方式。冰敷可能会导致血管收缩，从而影响毒素的代谢和扩散。

被蛇咬伤后，最佳的处理方法是迅速寻求专业医疗帮助。在等待救援的过程中，采取一些紧急措施有助于减缓毒素的传播和提供急救支持。在等待医疗救援的过程中，密切观察伤者的症状，特别关注呼吸、心率以及其他生命体征的变化。如果伤者出现呼吸急促、心率加快等严重症状，应及时报告医疗救援人员。

公交车上摔倒后，这些措施不能忘

在城市交通中，公共交通工具是连接人们生活的纽带，成为城市生活中不可或缺的一部分。在正常情况下，公交司机开车精力集中，市区人流稠密但车速适中，这就为乘客提供了比较安全的出行环境。但是，有时在公交车上也可能会发生一些突发状况，比如司机紧急刹车导致乘客摔倒。

面对这种突发情况，我们需要清醒地认识到，在城市交通中一切都是瞬息万变的，我们要时刻保持高度的警觉性和灵活性。更为重要的是，我们应当制定一套科学、正确的应对策略，以确保每位乘客的安全，同时保持整个车辆的平稳运行。这不仅是司机的职责，也是每位乘客应有的自觉行为。

一、公交车上如何自我保护

在公共汽车上，无论你是坐在椅子上还是站着，抓住扶手是保持平衡的关键。当车辆突然刹车时，每个人都会因惯性向前倾斜，而抓住扶手能够提供额外的支撑，减少失去平衡的风险。

此外，当有更多的人抓住扶手时，整个车厢的重心会更加稳定，减少车辆晃动对乘客的影响。但是，当车上人较少时，可能需要采取一些额外的措施来保护自己。在这种情况下，可以采用以下方法：

1. 双腿微分开

保持双腿微微分开的姿势，有助于提供更广泛的支持面积，使身体更加稳定，有助于减轻急刹车时身体的前倾倾向。

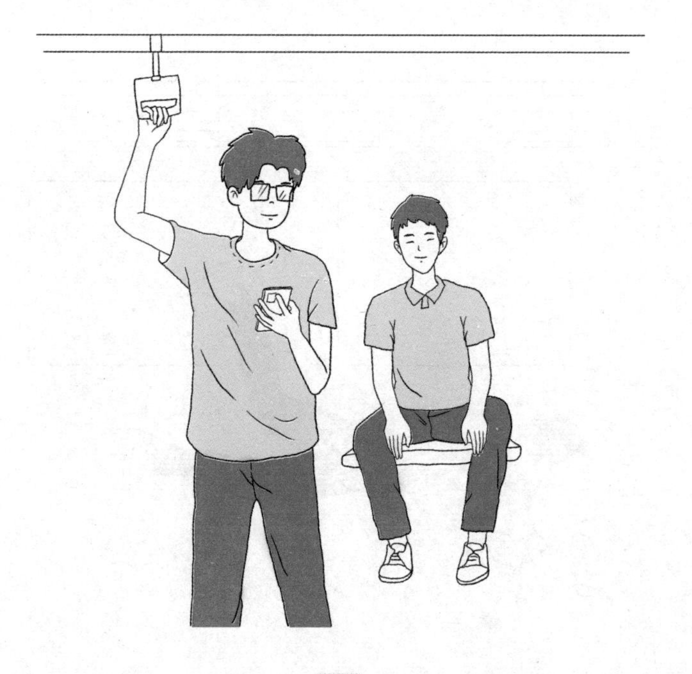

2. 头部和面部靠近缝隙

尽量将头部靠近大腿部，减少头部受伤的风险，也可以降低在急刹车时面部碰撞车窗或其他物体的可能性。将面部尽量靠近大腿中间的缝隙，以减少可能的撞击和刮擦，有助于保护面部皮肤免受外部物体的直接伤害。

二、急刹车引起的创伤

在交通事故中，急刹车作为一种紧急的防御反应。尽管在某些情况下可以避免更严重的碰撞，但这一行为也可能引起两种创伤，对乘客的身体造成直接影响。

第一种是直接创伤。由于急刹车产生的惯性作用，乘客可能

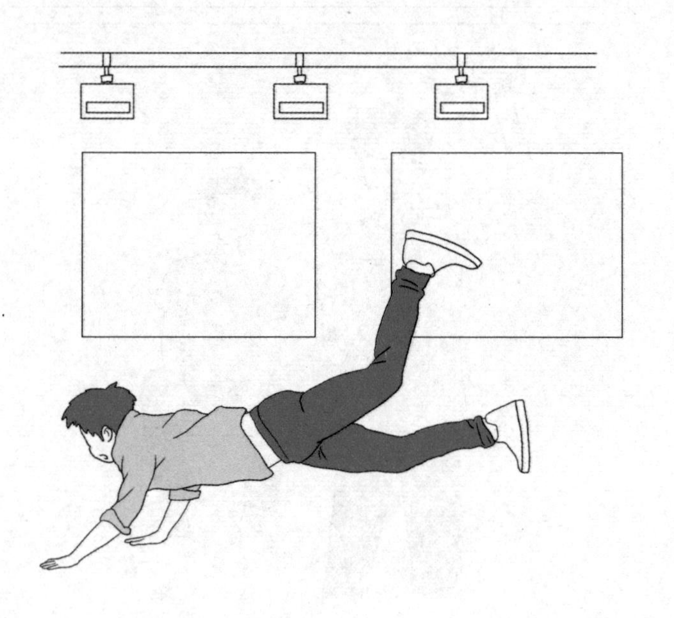

会在短时间内突然失去平衡，导致身体向前猛烈撞击车内结构或其他物体。这种情况下，面部是最容易受到伤害的部位，尤其是当乘客撞向挡风玻璃时，破碎的玻璃可能会划伤面部，颈部也容易受到不同程度的伤害。这样的伤害可能包括擦伤、淤血或者更为严重的软组织损伤。

第二种是由于急刹车导致脊椎损伤。在急刹车的瞬间，颈椎可能会发生过度前屈、侧屈或后伸，导致脊椎损伤。这种损伤的严重性取决于事故的力度和个体的身体状况。严重的情况可能导致截瘫，影响肢体的感觉和运动功能。脊椎损伤往往是交通事故中最严重和持久的后果之一，需要及时的医疗干预和康复治疗。

三、因刹车摔倒后的急救措施

1. 当遭遇轻度撞伤时，表现为胸部或上肢的软组织挫伤。针对这类轻度撞伤，如果伤部皮肤未受到破损，可以在伤后的1～2天内采取冰袋冷敷的方式。冷敷有助于减少血肿的形成，同时缓解疼痛感。两天后，转变为热敷的方式，以活血祛瘀，减轻消肿。

2. 当遭遇皮肤擦伤时，可使用干净的手绢或纱布进行暂时包扎，等下车后再对伤口进行消毒，以防止细菌感染。之后，可以涂抹合适的外用药物，以促进伤口的愈合过程。最后再进行包扎，确保其紧密而不过紧，有利于愈合。

3. 面对比较常见的骨折，比如四肢骨折或肋骨骨折时，采取相应的固定措施是至关重要的。对于四肢骨折，可使用固定带、绷带或其他可用的支持工具，将骨折部位固定在最自然的位置上。对于肋骨骨折，可通过使用绷带或宽带固定胸部，以减少呼吸运动对骨折处的影响。

4. 在被破碎的玻璃划伤的情况下，应立即将伤口中能够看到的小片碎玻璃小心地取出，可以使用干净的纱布或绷带轻压在伤口上，帮助止住流血。完成止血后，进行适当的包扎是必要的。

5. 当头部受到撞击时，可能会导致多种严重的伤害，包括头皮裂伤、脑震荡以及颅内损伤等。对于头部的任何撞击，不仅需要关注外部表现的头皮裂伤，还必须警惕潜在的更为严重的神经系统和颅内问题。

在公交车上，刹车摔倒是一种可能发生的意外事件，我们需要以冷静和负责任的态度应对。通过加强预防和增强乘客应对突发状况的意识，可以有效降低摔倒事件的发生概率，为乘客提供更为安全舒适的公共交通环境。

腿抽筋了，五步就能搞定

在享受游泳的过程中，很多人都会突然出现腿部抽筋的危险状况，这无疑会让人们感到意外和不安。抽筋是一种由肌肉不自主地收缩引起的疼痛情况。当这种情况发生在水中时，如果我们陷入惊慌或者无法正确应对，尤其是在周围没有其他人的情况下，可能会面临溺水的危险。

在这种紧急情况下，迅速而正确的自救举措至关重要。保持冷静，采取适当的应对措施不仅可以缓解疼痛，还能避免潜在的生命危险。因此，在水上活动中，了解引起抽筋的原因、预防抽筋的方法及掌握自救的技巧，是维护自身安全的关键一步，也有助于更好地享受游泳带来的乐趣。

一、引起抽筋的原因

抽筋是由于肌肉收缩过度、血液循环不良或电解质失衡引起的。在游泳中，这种现象更加常见，原因在于长时间的肌肉使用、水中温度的影响，以及可能的缺水和电解质不足，从而增加抽筋的风险。

在游泳的过程中，身体需要进行持续的肌肉运动，这可能导致肌肉疲劳和肌肉收缩过度，从而引发抽筋。水中温度的影响也是一个值得关注的因素，因为较冷的水可能会导致肌肉痉挛。此外，由于游泳时身体置于水中，人们可能会忽视及时补充水分和电解质，进而增加电解质失衡的风险，这是抽筋的另一个潜在因素。

在游泳中，由于姿势和动作的特殊性，某些肌肉群，如腿部

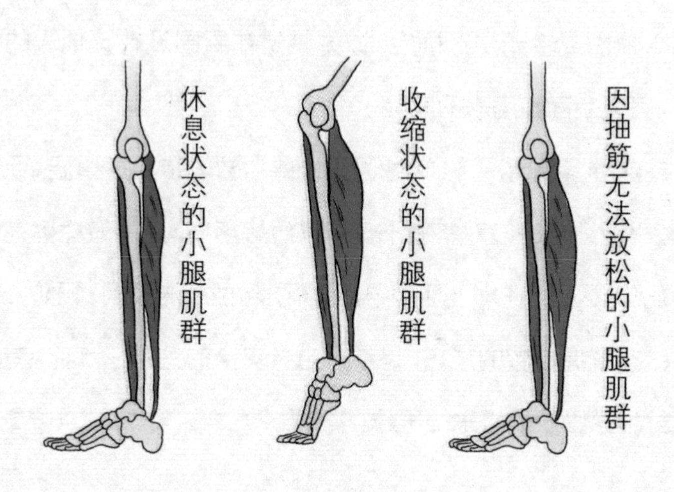

的小腿肌肉，更容易受到影响。为了减少抽筋的风险，在游泳前进行适当的热身运动，保持良好的水分和电解质平衡以及在感觉疲劳时适时休息，都是关键的预防措施。这样可以确保在游泳过程中更好地维持肌肉的协调性和灵活性，减少抽筋的发生概率。

二、预防抽筋的方法

1. 适应性训练

水中适应性训练是一种有效的方法，能够帮助肌肉更好地适应水中的特殊环境。

2. 摄入充足的水分

摄入充足的水分是预防抽筋的重要因素。在进行游泳活动前、中、后，都要保持摄入充足的水分，以维持身体的充足水分和稳定的电解质平衡。

3. 良好的热身

在进入水中之前进行适当的热身运动，能够有效提高肌肉的温度和促进血液流动。通过进行热身运动，有助于改善神经冲动传递速度，从而降低抽筋的发生概率。

4. 正确的游泳姿势

通过正确的游泳姿态和动作，可以更有效地利用整个身体的肌肉群，减轻特定部位的压力，从而降低这些部位抽筋的风险。

三、游泳时抽筋的自救技巧

如果游泳时发生抽筋，尤其是在周围没有人时，不要慌乱，也不要强硬上岸，以免适得其反，增加溺水的风险。这时候，可以让自己漂浮在水面上，控制抽筋部位。经过休息后，抽筋症状可以自行缓解。

1. 如果是小腿抽筋，先深吸一口气，迅速把头潜入水中，使背部浮出水面，两手抓住脚尖，用力向自身方向拉，同时尽可能用力伸直双腿。如果一次未能奏效，可以反复几次。

2. 如果是大腿抽筋，需仰浮在水面上，使抽筋的腿屈曲，然后用双手抱住小腿，将小腿用力贴在大腿上。通过这种方式，可以施加适度的压力并进行拉伸，有助于缓解大腿抽筋。

减轻抽筋疼痛

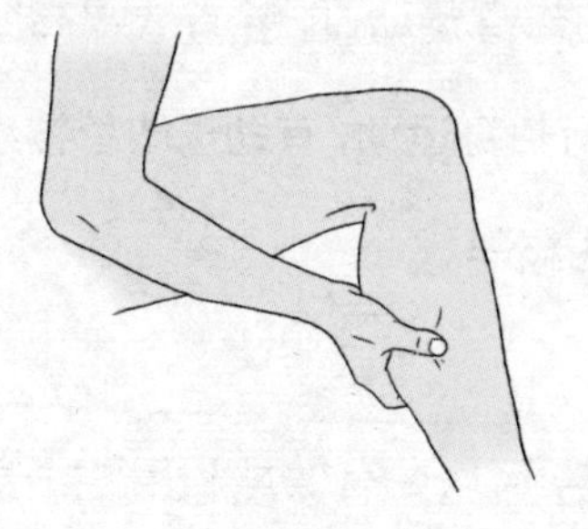

按摩小腿

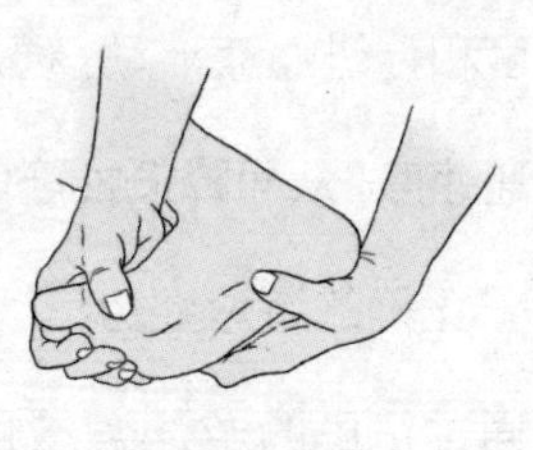
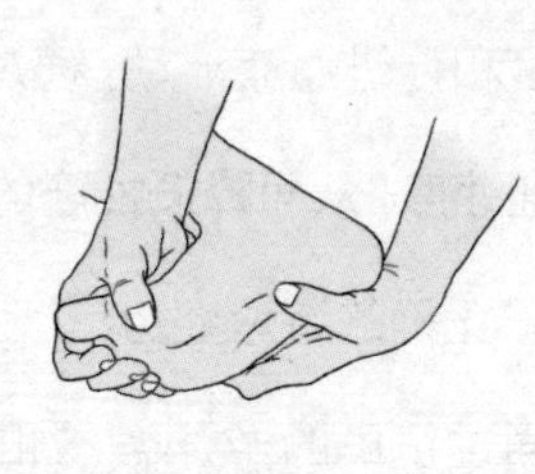

脚趾向上用力

3. 如果是上臂抽筋，需握拳，并用力屈肘关节，然后用力伸直，如此反复数次，逐渐促使肌肉松弛，减轻抽筋的症状。

4. 如果是手指抽筋，可先用力握拳，再用力张开；张开后，迅速再次握拳，如此反复数次。通过这一过程，可以逐渐促使手指肌肉得到松弛，减轻抽筋的症状。用另一只手掌将抽筋的手掌用力压向背侧，同时使手掌做震颤运动，直至感觉手掌的抽筋得到缓解为止。在整个处理过程中，要保持冷静，避免用力过猛，以免引起其他不适。

5. 如果是腹直肌抽筋，即腹部（胃部）处抽筋，需弯曲下肢靠近腹部，将手臂伸直并抱住膝盖，随即向前伸直。保持伸直的姿势一段时间，有助于缓解腹直肌抽筋。

游泳是一项令人愉悦和健康的运动，但抽筋可能是其中的一种不愉快体验。然而，通过了解相关的安全知识，学习预防抽筋的方法，并掌握抽筋的自救措施，可以大大减轻抽筋所带来的不适。让我们在享受水中乐趣的同时，也保持警惕和了解，以确保我们在游泳时始终安全舒适。

不小心骨折了，遵循“三不”原则

骨折，是在外力的打击下导致骨头连续性或完整性遭受破坏。在户外运动中，由于环境的不可预测性，人们可能会面临悬崖边缘、陡峭山脊或不平坦的地形，这就无形中增加了发生骨折的风险。骨折会引起骨头的断裂或损坏，这可能涉及一个或多个骨骼部位。

在这个过程中，受伤者会经历剧烈的疼痛，伴随着肌肉、血管和神经等周围组织的损伤。骨折的危险性在于其可能会导致一系列并发症，包括但不限于感染、血管损伤以及神经功能受损。因此，对在这些风险环境中活动的个体来说，了解和掌握骨折的急救知识显得尤为重要。

一、骨折急救的“三不”原则

1. 不冲洗

冲洗伤口时会将污染物带入身体深部甚至达到骨髓层，由

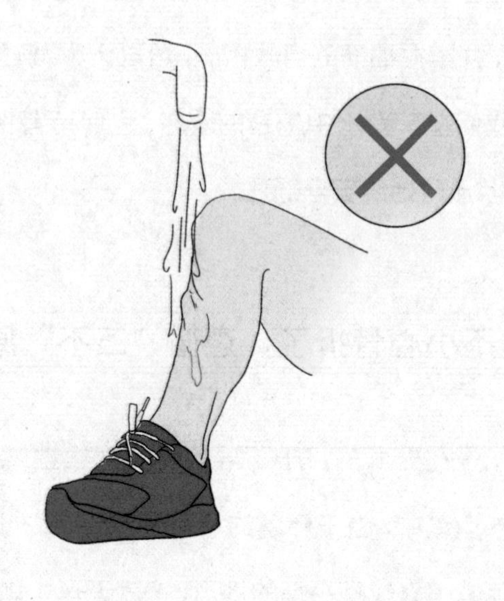

此引发伤口感染，并演变为骨髓炎。骨折引起的伤口往往伴随出血，而在冲洗开放性骨折时可能会将已形成的血痂冲开，导致再次出血而难以止血。

2. 不复位

在处理骨折时，盲目复位极易造成二次损伤，甚至可能造成更为严重的并发症。如果擅自进行复位，可能会加剧骨折端的损伤，增加骨折愈合的困难程度。当污染的骨折端回缩时，其内部可能产生重度感染。

3. 不上药

在面对患者时最好避免进行药物处理，以免增加整体处理的难度。

二、骨折急救的注意事项

1. 发现或怀疑骨折时，现场急救人员的首要任务是迅速保护伤者并稳定其受伤部位。这可以通过使用合适的夹板，比如木棍、竹片、树枝、手杖、报纸等，制作简易的夹板进行骨折的紧急固定。在条件有限的情况下，还可以利用伤者的肢体或者躯干作为临时的夹板。固定的主要目的是防止骨折部位再次受到损伤，减轻患者的疼痛，降低可能的出血风险，易于搬运。

2. 在进行夹板或木棍固定之前，凡是和身体接触的部位都要使用足够的棉花或软物进行垫铺，以防止进一步的压迫和摩擦损伤。特别是在处理骨折引起的情况时，需要注意骨的凹凸处、四肢、躯干的凹凸处以及因骨折而导致的畸形部位。为了避免再

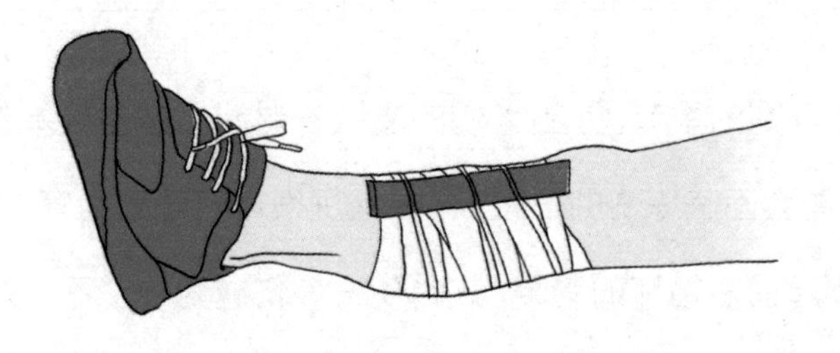

度损伤，对于骨折部位和其周围容易受到外部力量影响的区域，一定要加够厚的棉织品软垫，才能防止进一步的组织损伤。

3. 在进行骨折固定绑扎时，将骨折处上下两个关节同时固定，才能限制骨折处的活动。所以，采用网布夹板时，其长度要超过骨折处上下两个关节。特别是在处理大腿骨折时，夹板的长度需要从腋下延伸至足跟，以确保覆盖整个大腿骨。由于大腿肌肉丰厚，仅仅固定髋及膝关节可能导致固定不牢固，因此全程覆盖的夹板设计更为有效。

骨折是户外运动的一种严重的突发损伤，正确的急救处理对伤者的康复至关重要。如果现场处理不及时或处理不当，不仅会增加伤者的痛苦，还可能导致严重后果，包括残疾甚至死亡。因此，有效的骨折急救处理能够最大程度地减轻伤者的痛苦，防止进一步的损伤，并为紧急医疗救援提供宝贵的时间窗口。

发生了冻伤，急救知识不可少

在严寒的季节里，当人们的皮肤长时间暴露在极端低温中时，可能会面临冻伤的风险。这一状况很容易导致血管的痉挛，从而引起血液循环的受阻，这也使得冻伤成为一个不可忽视的健康风险。

根据冻伤严重性，可以将冻伤分为轻度、中度和重度三个阶段，每个阶段都会呈现出不同的症状和风险。轻度冻伤仅表现为

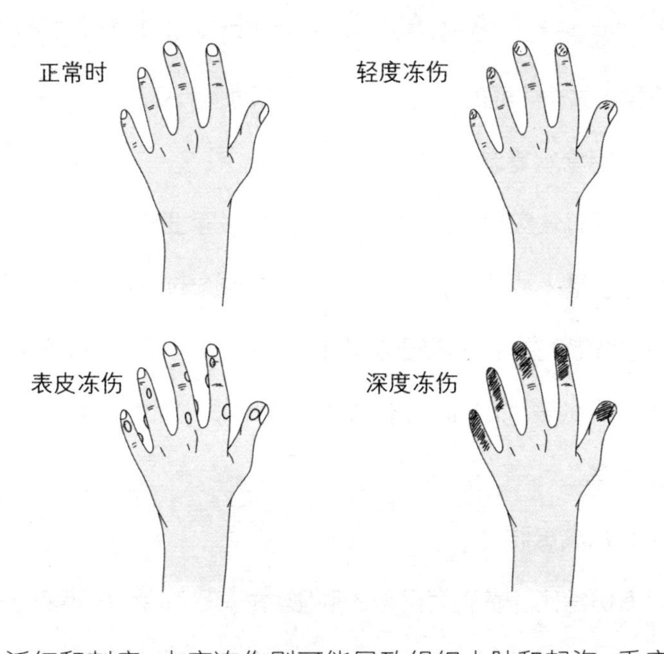

皮肤泛红和刺痛，中度冻伤则可能导致组织水肿和起泡，重度冻伤则可引起组织坏死，导致极为严重的后果。

冻伤是由于手、脚、耳暴露在极寒温度下，导致局部组织冷冻而引起的损伤。低温寒冷是导致冻伤的首要原因，尤其是在户外活动中，暴露的身体部位更容易受到低温的侵袭。但是，除了寒冷天气外，还存在一系列其他因素，使冻伤的发生概率进一步增加。此外，风雨天气条件也会导致寒冷空气更快地吸取体表的热量，进一步加剧冻伤的发生。冻伤发生后，采取及时、有效的急救措施是至关重要的。

1. 离开低温环境

面对冻伤的紧急情况下，迅速采取行动至关重要。务必迅速离开冷冻的环境，将患者转移到一个温暖、遮风挡雪的地方。此举是为了避免进一步暴露于低温，保护患者免受寒冷的侵袭。对于那些失去生命体征的患者，急需立即启动心肺复苏。

2. 用温水复温

为了有效应对冻伤，身体复温是至关重要的一步，而使用适度的温水是一种被广泛认可的方法。在这个过程中，推荐的水温大致在 40℃左右，略高于机体核心温度 3 ～ 5℃。适度的温水有助于扩张表浅的血管，促进血液循环，从而加速受损组织的康复过程。

3. 抬高患肢

冻伤常伴随着较为严重的肿胀，尤其是在手、脚等四肢末梢部位。为了有效缓解这种肿胀症状，需要采取抬高患肢的措施。通过抬高患肢，可以减轻血液在受伤部位的堆积，有助于减缓组

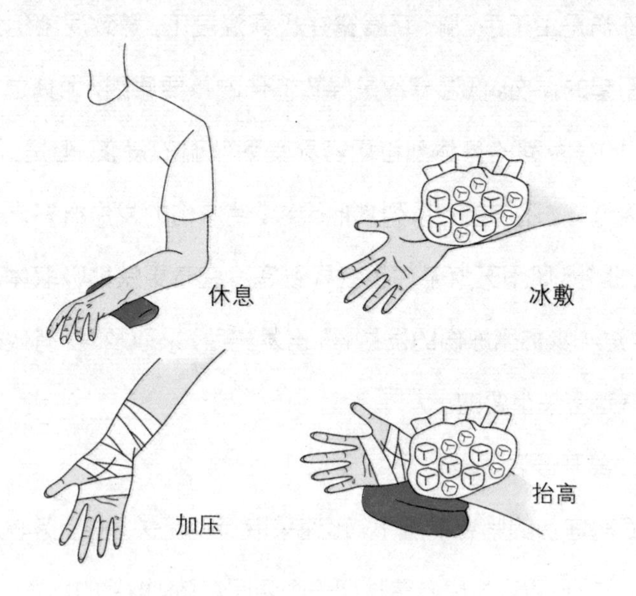

织水肿的发展。

4. 用扩血管药物

在处理冻伤时，需要使用一些扩血管药物，比如低分子右旋糖酐，以改善微循环状况。这类药物能够促使血管扩张，增加血流量，有助于提高受损组织的氧气和营养供应，加速康复过程。

5. 送往医院

复温的过程常伴有剧烈的疼痛，特别是在大面积冻伤的情况下，甚至可能会导致休克。由于这些严重的症状，最好在医院中进行。复温时可能需要使用一些疼痛管理的药物，而医务人员能够更加准确地调整药物剂量，确保患者在舒适和安全的状态下度过复温过程。

在通常情况下，多数冻伤患者都能够接受有效的治疗，预后相对理想，而且一般情况下并不会在皮肤上留下明显的瘢痕。但是，当冻伤发生后未能及时进行适当的复温，特别是在冻伤经历了较长时间的寒冷暴露，且未能得到迅速处理的情况下，皮肤组织可能会遭受不可逆的坏死。

因此，做好冻伤的急救措施，是每位热衷户外探险的爱好者应具备的基本技能，更是对自身安全负责的表现。它不仅使我们能够更好地适应不同的气候和地形，也为户外探险增添了更多的信心和乐趣。因此，将冻伤急救纳入日常技能训练中，成为户外爱好者的必修课，是明智而负责任的选择。

被蜜蜂蜇伤了，应该这样操作

被蜜蜂蜇伤了，就意味着身体受到了蜂毒的侵袭。我国常见的蜇人蜂主要有两种：蜜蜂和胡蜂。它们两者之间有着明显的行为差异：蜜蜂性情温和，通常不会主动攻击人类，只有在受到威胁时才会采取殊死的反击；胡蜂则性情凶猛，其攻击性和毒性比蜜蜂强。人们将马蜂、黄蜂、土蜂等统称为胡蜂，其蜇刺不容易脱落，且具有反复蜇刺的可能性。

如果被普通蜜蜂蜇伤了，通常会出现疼痛、红肿、麻木感等症状，而这些症状会在几个小时内自行缓解，只有极少数的人可能会出现全身中毒的症状。相比之下，被胡蜂蜇伤后，会立即出现红肿和剧烈疼痛，轻则会在数小时或数天内消失，重则会出现

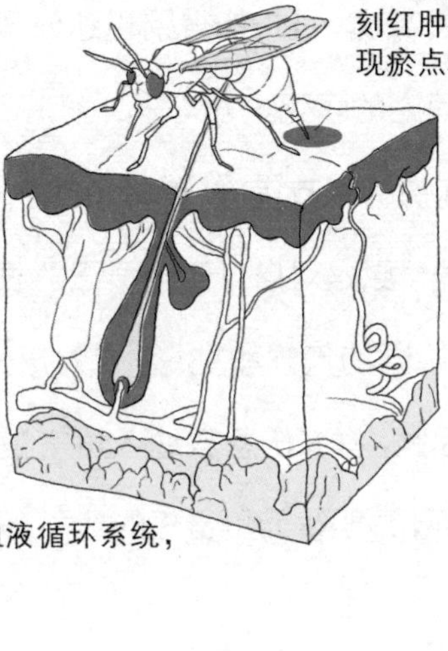

1. 被胡蜂蜇后，皮肤立刻红肿、疼痛，甚至出现瘀点和皮肤坏死

2. 蜂毒穿透皮肤，进入血液

3. 毒液通过血液循环系统，在体内蔓延

全身过敏性反应。被蜜蜂蜇伤之后，可以采取以下几种步骤来缓解症状。

1. 清洁伤口

使用温和的肥皂和温水，对被蜇处的皮肤进行仔细清洁。在清洗时，应该避免擦拭或揉搓伤口，以免刺激和加重伤口症状。而应使用干净、柔软的布轻轻拭干皮肤，确保不损伤周围的组织。

2. 冷敷伤口

可以选用冰袋或浸湿的毛巾进行冷敷，每次持续大约 15 分钟。冷敷可以减轻被蜇处的疼痛和肿胀。在进行冷敷时，注意不要让冰块直接接触皮肤，以免引起冻伤。在冷敷后，可以暂停一段时间，让皮肤适应室温。

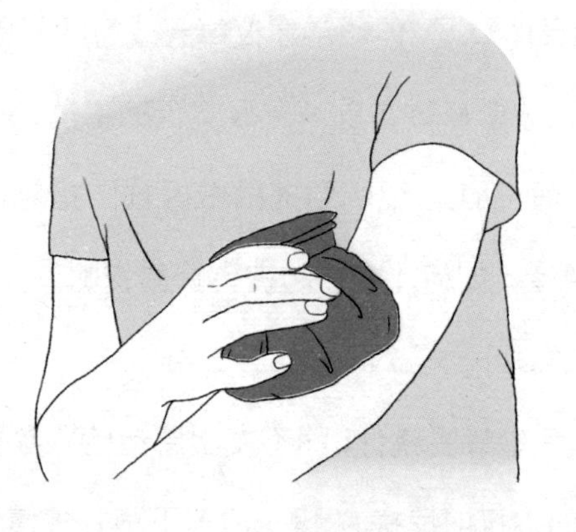

3. 药物应对

可以在被蜇处涂抹一些非处方止痛药或抗组胺药，这有助于减轻疼痛感和瘙痒感。选用含有局部止痛成分或抗组胺成分的药膏或乳霜，按照产品说明或医生建议使用，轻轻涂抹在受伤部位，以缓解不适感和减轻症状。

4. 观察症状

被蜜蜂蜇伤后，务必密切观察身体反应。在受伤后的一段时间内，特别是前几小时，留意身体是否出现过敏反应的症状。如果出现过敏反应症状，如呼吸困难、肿胀加剧、皮肤发紫、恶心、呕吐或头晕等情况，应立即就医。

5. 预防感染

为了保持伤口清洁，可以使用温和的肥皂和温水仔细清洁受伤部位，彻底洗净可能存在的细菌和异物。定期更换敷料是必要的，以保持清洁并及时发现任何感染的迹象。更换敷料的频率取决于伤口的具体情况，但通常建议每天或每两天更换一次。

众所周知，被蜜蜂蜇伤是一件很痛苦的事情，会给人们的身体带来诸多不适。所以，我们要提前做好预防措施，避免被蜜蜂蜇伤的发生。那么，如何才能预防被蜜蜂蜇伤呢？

1. 路遇蜂类，小心应对

如果是一只蜜蜂围绕你，而不发出急促的飞翔声时，为了避免激怒它，切勿拍打或惊扰。相反，建议下蹲并慢慢地移开，保持冷静。如果是多只蜜蜂直接攻击你，且发出急促的飞翔声时，应

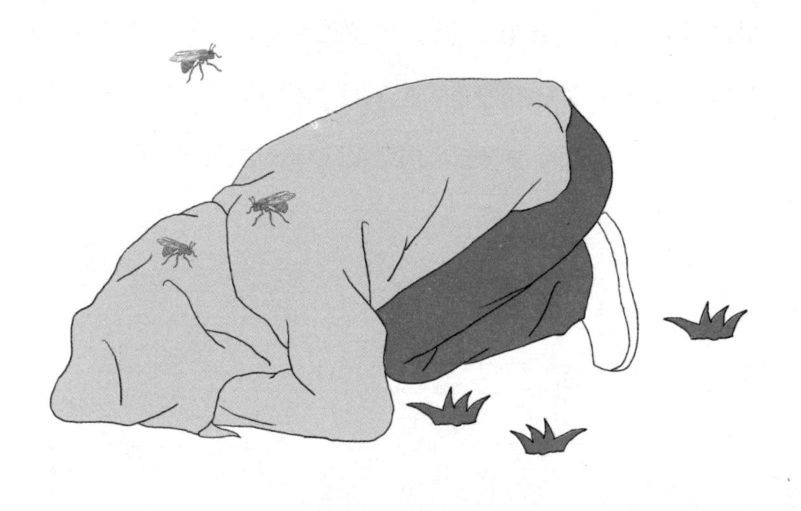

立即原地趴下不动，同时迅速利用衣物或其他可用的物品包裹住身体上暴露的部位，切勿奔跑或反复扑打。

2. 远离蜂类，切勿惊扰蜂巢

不要去招惹蜂类，不要接近蜂巢。在活动区发现蜂巢时，不要随意惊扰，摘巢工作应该交由专业人士来做，比如消防员等。对于养蜂人员而言，在进行取蜜等工作之前，要严格做好个人防护措施。

3. 外出时，要防患于未然

在外出郊游时，为了有效预防蜜蜂蜇伤，尽量穿长袖长裤，以减少皮肤被蜇的可能性。选择深色或中性的衣物，可以戴上简易的防蜂帽。在野外活动时，要时刻注意观察周围环境，避免在蜂巢附近打闹或进行野炊等活动，以免引起蜜蜂的攻击。

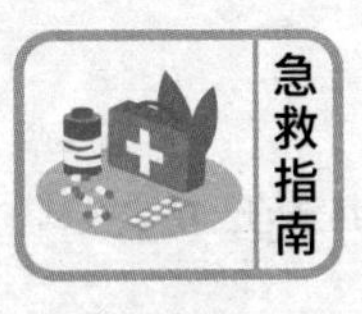

需要强调的是，对于一些特殊人群，比如对蜜蜂蜇伤产生严重过敏反应的人，甚至威胁到人们的生命，及时就医才能获得及时有效的治疗。通过这样的预防和应急措施，可以最大程度地减少过敏风险，确保在被蜜蜂蜇伤后采取有效的救治手段。

第五章
儿童急救，考验父母的“黄金时刻”

孩子生性活泼好动，对周围的世界总是充满好奇心。在他们成长的过程中，总会发生一些出乎意料的瞬间。比如，孩子被鞭炮炸伤、手指被门挤伤，或者是因为孩子贪吃果冻而发生了“锁喉”的意外。这些情况对父母来说，是无法预测的。

作为父母，掌握有效的急救技能变得尤为重要。从简单的创伤处理到意外突发情况的应对，这些技能可以在紧急情况下挽救孩子的生命。只要父母能够意识到急救的紧迫性和重要性，就能在“黄金时刻”迅速反应、冷静应对，为孩子的生命安全保驾护航。

捏鼻子喂药，并不科学

在孩子的成长过程中，时常需要应对一些小病小痛，捏着孩子的鼻子给孩子喂药，成为家长们给孩子喂药的一种方式。殊不知，捏鼻子喂药的举动并不科学。这个看似简单的过程，却会让孩子因此产生抗拒情绪。如果在孩子说话或大哭时喂药，还有可能会引起呛咳，严重者会导致肺部感染，甚至还有窒息的风险。因此，喂药时千万别捏孩子的鼻子。归纳起来，给孩子喂药有以下几种错误的方式。

1. 躺着服药

如果送药时水量不足，有可能导致药物在进入食道时无法被充分稀释，使药物黏附在食道壁上，引发一系列潜在问题。此外，送药时水量不足，还可能使药效受到一定的影响。

2. 仰头服药

对于孩子来说，不恰当的吃药姿势可能会引起呛水的情况，特别是在吃胶囊类药物时，更容易噎到孩子。因此，在给孩子喂药时务必慢条斯理。胶囊药物相对较轻，稍微低头可以更容易地吞咽。当孩子需要吃药片或药丸时，适度仰头更容易吞咽。

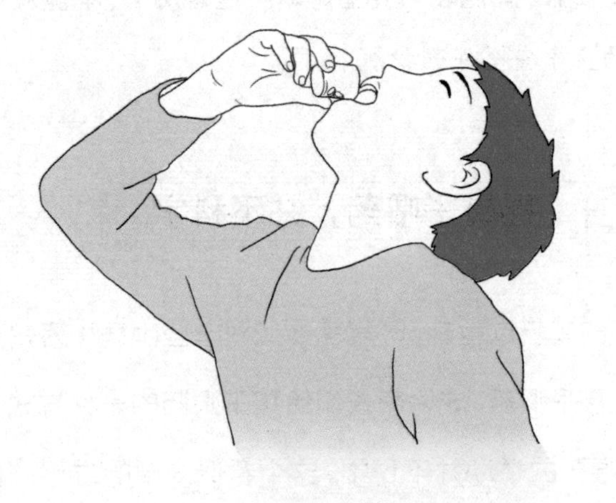

3. 大量喂药

有的家长因为忘记给孩子按时喂药而希望弥补错过的剂量时，有时会选择让孩子一次性服用两倍的药量。没经过医生允许擅自改变药物剂量的行为，存在一定的危险性。

4. 喝完糖浆立即喝水

喝完糖浆立即喝水可能会影响药效。喝完糖浆立即喝水会造成糖浆在咽部黏膜表面上的浓度降低，从而影响药物的有效性。同时，立即饮水也会稀释胃液，影响胃肠道对糖浆的吸收。

5. 通过乳液喂孩子

通过乳液喂孩子时，有些母亲选择先自己服用药物，认为通过乳汁可以传递药物给孩子。但是，这种药物通常需要先进入母体的血液循环，然后才能通过乳腺分泌到乳汁中。值得注意的是，并非所有的药物都会进入乳汁，尤其是一些益生菌、蒙脱石散等药物，它们并不会进入血液循环。即便某些药物进入了母体的血液循环，不同药物的分布和进入乳汁的剂量也存在差异，无法保证孩子通过喝母乳的方式摄入药物剂量。

6. 将药物混进果汁或饭菜里

将药物混进果汁或饭菜里可能存在一些风险和影响药效的问题。特别是对于一些肠溶片等特殊剂型的药物，将其打碎或混入其他物质中会破坏药物的剂型设计，可能会导致药效在短时间内大量释放，提前被吸收，这不仅增加了风险，而且无法完全

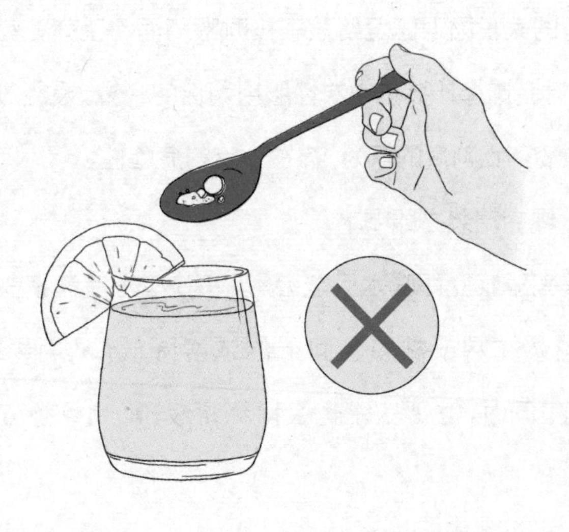

发挥药效。另外，果汁、牛奶虽然掩盖了药物的味道，但有些成分可能与药物产生反应，影响药效。

虽然喂药可能有些麻烦，但使用喂药器就可以使这个过程变得简便。喂药器有针筒式、奶嘴式和滴管式等几种类型，它们具有方便喂食、不易滴漏、不易伤害孩子口腔、用量可控等特点。与此同时，有一些小技巧可以使喂药的过程更加顺利。

首先，舌尖是味蕾最敏感的区域，喂药时尽量避免让药物长时间停留在孩子的舌尖上，可以使用勺子或者压舌板轻轻压住孩子舌头的中部，然后用汤勺将药液滴在孩子颊黏膜和牙龈交界处。这样一来，药物就可以慢慢流入口腔，减少孩子的舌尖接触，从而提高药物的接受度。

其次，为了降低药物的苦味，可以在喂药前让孩子吮一口棒冰，有助于降低味蕾的敏感度，使药物的味道更容易被口腔接受。研究表明，37°C左右的水温会使药物的口感最为苦涩。因此，在给孩子服药时，最好避免使用37°C的水送服，而应该选择稍凉一些的水温。

最后，为了确保孩子在服药后的舒适感，可以在喂药完成后给孩子喝一些清水。这不仅有助于清洗口腔，减轻药物的余味，同时还可以确保孩子充分饮水，有助于保持身体的水分平衡。

综上所述，家长在给孩子喂药时，应当根据医生的建议和专业指导，选用合适的药物形式，并采用科学合理的喂药方式。同时，还要保持耐心、温和的态度，使孩子在接受治疗的同时感受到温暖和安抚。通过正确的方法，我们可以为孩子提供更加舒适的用药体验，确保药物能够发挥最佳的疗效，以促进孩子的健康成长。

把孩子留车里，注意潜在风险

随着夏日骄阳的到来，高温天气成为我们生活中的常态。在这样的气候条件下，需要我们加倍关注孩子的健康和安全。但是，有些家长因为粗心或者为了省事把孩子独自留在车内，殊不知，这会导致严重的后果。在炎热的夏季，孩子在密闭的汽车内很容易因为高温而发生意外。

实际上，导致孩子发生意外的就是“热射病”，“热射病”的致命武器就是高温。这种病症是由高温引起的严重的中暑症状。中暑可以分为热衰竭、热痉挛和热射病，而热射病则是其中最为严重的一种表现。在热射病的发病机制中，体内热平衡遭到了严重的紊乱。在高温环境下，中枢神经系统容易受到影响，导致神经传导异常，表现为中枢神经系统抑制，体温超过 41℃，表现为高热、无汗、意识障碍等症状。

一项研究揭示了一个令人震惊的事实：当气温达到 35℃时，只需 15 分钟的阳光照射，封闭车内的温度就可能会迅速飙升至惊人的 65℃。这种高温环境，即便是成年人也难以忍受，更不用说孩子了。所以，在炎热的季节里，必须充分认识到高温环境给孩子带来的严重威胁，并采取切实有效的措施来保护他们的身体健康。

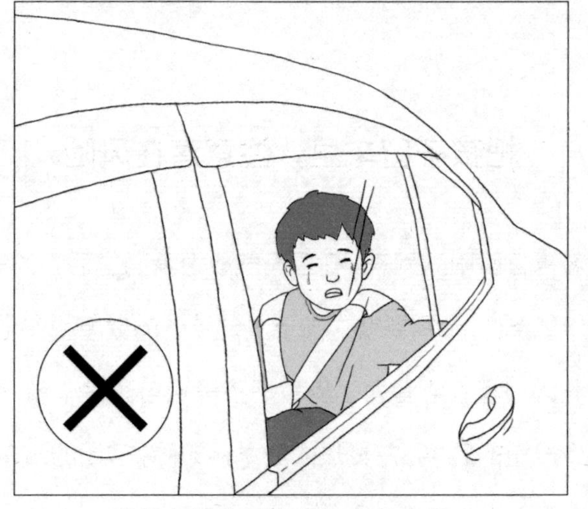

把儿童单独锁在车内非常危险！

这就表明，即使温度看似并不极端，车内也会迅速成为一个高温“烘烤炉”。这对孩子们来说尤其危险，因为他们的生理特征使其更容易受到高温的影响。他们的身体尚未完全发育，体表相对较大，相对体重而言水分丢失更快，因此更容易脱水和中暑。在这样的高温环境下，即使只是短暂留在车内，也可能对孩子们的健康造成严重影响。

除了要警惕车内封闭环境中的高温之外，我们还必须关注车内存放的一些看似普通的小物品，它们可能潜藏着意想不到的危险。比如打火机，它虽然是一种常见的小工具，但其内含液态丁烷。经过长时间的阳光暴晒，打火机内部的压力会显著增强，如果再加上摩擦、挤压等外部因素的作用，随时可能会引发爆炸。

同样的，放在车内的火柴也存在一定的危险性，因为在高温下可能会自燃引发火灾。如果车辆停在阳光直射的地方，而车内又摆放了老视镜（由于老视镜属于凸透镜，易将光线聚集在一起）这种情况极易引发火灾，给车内安全带来潜在威胁。此外，含有二氧化碳气体的碳酸饮料也需要引起我们的警觉。在高温下，这类饮料可能会发生膨胀，进而引起瓶内压力升高，甚至发生爆裂。

与此同时，车内放置的香水也是一个潜在的安全隐患。随着温度的升高，香水中的挥发性成分会加速释放，产生易燃气体，而其爆炸临界点相对较低，仅需温度达到 49°C。这就意味着，一旦车内温度达到 65°C，很容易引发香水爆炸，对车内人员和车辆安全构成威胁。因此，我们绝对不能忽视在高温天气中，将孩子留在车内可能带来的严重危害。

对于儿童而言，车内高温是一种潜在的危险，急需社会广泛关注和集体努力来预防和减少这一现象。通过加强宣传教育、加强家长们的安全意识，远离车内高温所带来的危险，从而加强对孩子的照顾与保护，以确保每个孩子都能在健康、快乐的氛围中茁壮成长。

孩子患了百日咳，要这样治疗

百日咳是一种常见于儿童的呼吸道传染病，其病因主要是由百日咳嗜血杆菌引起的。患者一旦发病，常伴随着反复的痉挛性咳嗽、特征性的空腔声随之而来。在疾病进展的过程中，患者面色逐渐发绀，同时出现阵发性呼吸暂停，给人一种窒息的感觉。如果不及时治疗，症状往往会持续数月才能够康复，因此被称为“百日咳”。

一、百日咳的临床表现

1. 前驱期

发病前期，主要表现为阵发性的痉挛性咳嗽。这种咳嗽比较剧烈，时而呈现阵发性的爆发，引起患者不适。同时，患者可能伴有一系列轻微的感冒症状，这一病症的特点在于夜晚咳嗽症状加重，导致患者的睡眠质量下降。夜间咳嗽加重可能与体位改变、咳嗽刺激加剧等因素有关，给患者带来更为显著的不适感。

2. 痉咳期

伴随着阵发性的痉挛性咳嗽，患者将持续 2 ～ 6 周的病程。在这一阶段，患者咳嗽后通常会咳出大量黏稠的痰液。患者痉性咳嗽严重时，往往会出现面红唇绀、颈静脉怒张、躯体弯曲等症状。长时间剧烈咳嗽，会导致面部水肿、眼睑水肿、结膜充血等症状，更有甚者会出现颅内出血。

3. 恢复期

在恢复期，痉挛性咳嗽逐渐得以缓解。尽管症状有所减轻，但这并不意味着疾病已痊愈。相反，恢复期是并发症高发的时期，患者仍然面临一系列健康风险。在这个阶段，患者可能会发生一些严重的并发症，包括但不限于肺炎、肺不张和肺气肿。百日咳引起的炎症和痉挛性咳嗽可能对呼吸系统造成长期的影响，增加了患者发展这些并发症的风险。

二、百日咳的治疗方法

1. 一般疗法

对于百日咳患者，采取一系列措施有助于防止疾病的传播和缓解患者的症状。首先，应将患者隔离，特别是在百日咳属于呼吸道传染病的情况下，以防止病毒传播给他人。在隔离期间，保持室内空气的清新是至关重要的，同时保持适当的温度和湿度，避免嘈杂和刺激的环境，这有助于减少咳嗽引起的不适。患者在咳嗽时可以尽量低下头部，有助于通畅呼吸道。

其次，对于患者咳嗽时，背部拍打是一种常见的辅助手段，有助于促使痰液排出。特别是对婴幼儿患者，需要额外关注和看护，以避免咳嗽引发窒息的危险。在咳嗽发生时，及时采取措施，例如将头部稍微低下、吸出气道中的痰液，随时准备进行吸氧，并在必要时实施人工呼吸。

2. 中医刮痧

在百日咳患者的辅助治疗中，采用中医的一些传统疗法可

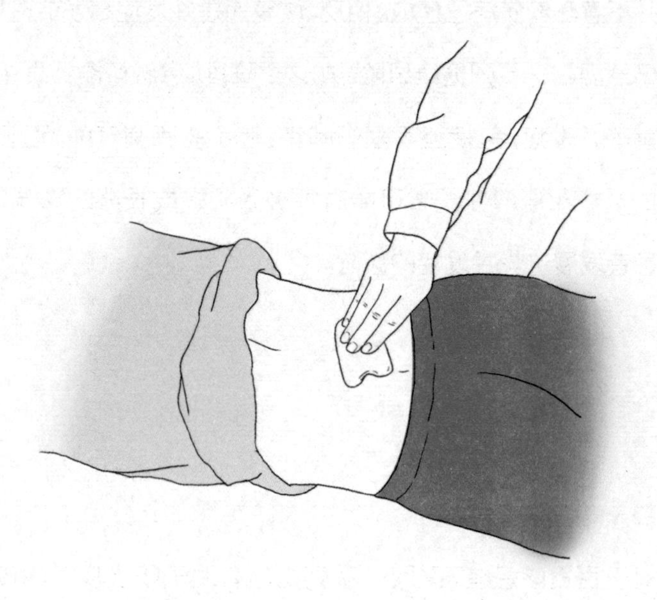

有助于缓解症状，中医刮痧就是其中的一种疗法。可以在患者的背部特定穴位如风门、身柱、肺腧等处进行一些特定的操作。一种常见的方法是在这些特定的穴位涂抹红花油，红花油中含有的中草药成分，具有一定的舒筋活络、促进血液循环的作用。

此外，使用水牛角刮痧板进行刮痧疗法也是一种常见的中医疗法。在风门与肺腧位置，通常采用平刮法，而在身柱位置则应该采用角刮法。在刮痧的过程中，病人的皮肤会出现红紫的反应，这是刮痧促使经络通畅、活血化瘀的表现。需要注意的是，刮痧等操作应该由受过专业培训的医护人员进行，以避免潜在的伤害或不适。

3. 膳食调理

在百日咳的治疗过程中，膳食调理发挥着重要的作用，能够为患者提供充足的营养，增强免疫力，促进康复。以下是一些膳食调理的建议：第一，高营养均衡饮食。患者应采取高营养、易消化的饮食，包括新鲜蔬菜、水果、全谷类食物、瘦肉、鱼类等。第二，维持水分平衡。百日咳患者由于频繁咳嗽可能会失去较多的体液，因此要保持充足的水分摄入。第三，避免刺激性食物。辛辣、油腻、刺激性强的食物可能会刺激呼吸道，加重咳嗽症状。

对于儿童而言，治疗百日咳的过程需要谨慎、全面。医生会根据患者的年龄、症状和病情程度制订相应的治疗方案，包括抗生素、支持性治疗以及症状缓解措施。除了药物治疗，父母和监护人在家庭环境中也可以采取一系列措施来辅助孩子的康复。此外，密切监测孩子的症状变化，及时就医并遵循医生的建议，对于百日咳的治疗十分关键。

被炸伤了，该如何疗伤？

近年来，因燃放鞭炮引发的烧伤和炸伤的事件频频发生，成为令人关注的社会问题。但是，值得庆幸的是，许多城市出于环境保护的考虑，纷纷实施了禁止燃放鞭炮的政策。燃放鞭炮导致的烧伤、炸伤多发生在手部、眼睛和面部，甚至可能同时涉及颅脑、胸腹、四肢等多个部位的损伤。受伤部位不同，急救方法自然也不同。

1. 皮肤的炸伤

对于轻微的皮肤炸伤，可能引起出血和感染的风险较小。一般情况下，可以使用生理盐水彻底清洗伤口，以有效清除伤口上的杂物，减少感染的可能性。接着，可以考虑使用酒精对伤口处进行擦拭，以杀灭潜在的细菌，确保伤口的清洁。通过双重的清洁措施让轻微皮肤炸伤的并发症降低到最小化。

除了处理皮肤炸伤的急救方法外，还需要注意其他潜在的伤害并采取相应的措施。在事故发生后，要仔细检查鼻毛是否有烧焦的迹象，鼻毛烧焦可能暗示着呼吸道被烧伤。此外，还要留意是否有睫毛被烧煳或变卷的情况，因为这可能暗示着眼球受到了烧伤。一旦发现这些情况，需要在就医时及时告知医生，以获取专业的眼部检查和治疗。

2. 手足的炸伤

对于手足的炸伤，如果没有出血而只是轻微的灼伤，我们可以将其视为不太严重的烧伤处理。首先，迅速用冷水冲洗灼伤部位，这有助于降低受伤区域的温度，防止烧伤面积扩大。其次，轻轻地覆盖伤口，可以使用消毒纱布或清洁的手帕。不仅有助于保持伤口的清洁，还能提供保护层，减轻外界对伤口的刺激。

如果手足炸伤后出血了，可以采用按压止血法。用干净的纱布或绷带直接按压在出血的部位上，以尽量减少出血量。如果出血无法止住或出血量较大，可以使用橡皮带或粗布扎住出血部

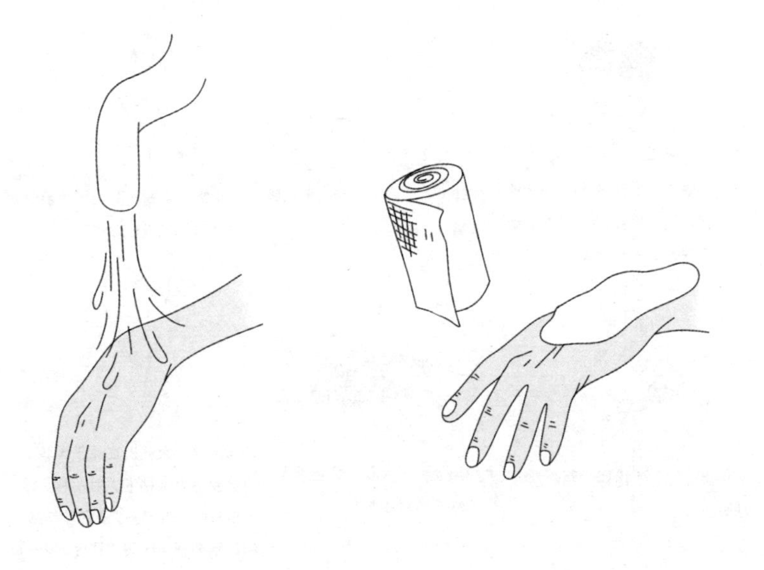

位的上方，同时抬高患肢。这有助于减缓血液流动，减轻出血压力，同时也要迅速将伤者送往医院进行进一步的清创处理。

3. 眼睛的炸伤

眼睛炸伤是一种紧急情况，眼睛被炸伤后，必须迅速采取正确的急救措施。

第一，将伤者眼部、面部的污物等小心清除。不要擅自挑破皮肤表面出现的水疱，以防感染。面部的血管丰富，如有出血应用干净的纱布或毛巾用力压住伤口，起到止血的作用；如有眼球破裂、眼内容物脱出等症状时，患者眼睑高度肿胀、淤血，眼睛睁不开，记住千万不要揉眼睛，也不要强行扒开眼睑或去除脱出的组织。

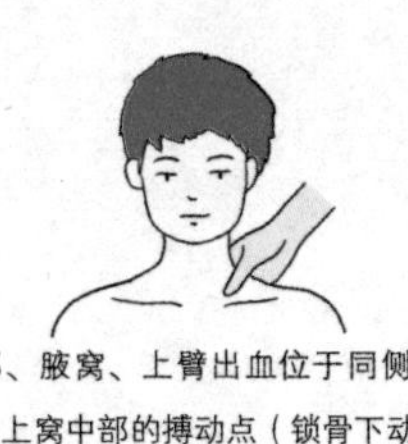

肩部、腋窝、上臂出血位于同侧锁骨上窝中部的搏动点（锁骨下动脉）至深处的第一肋骨

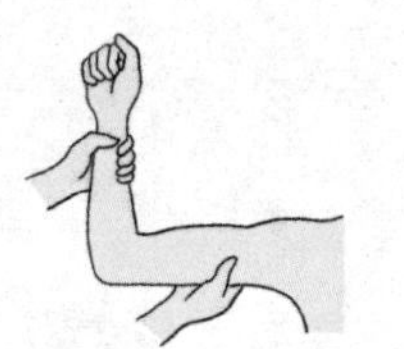

前臂出血，位于上臂内侧肱脉末端

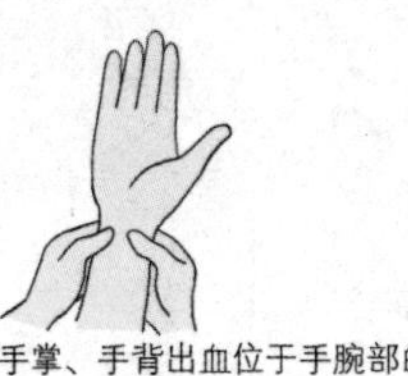

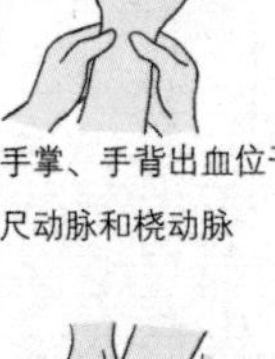

手掌、手背出血位于手腕部的尺动脉和桡动脉

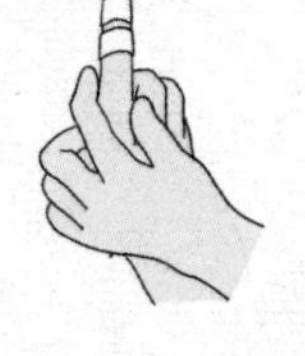

手指出血位于手指侧的两侧指动脉

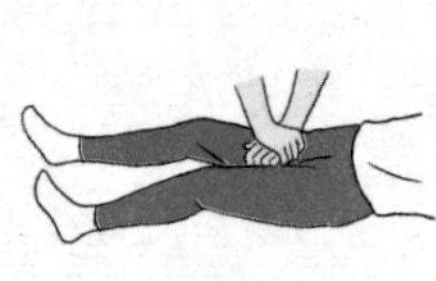

大腿出血位于大腿上端腹股沟中点稍下方股动脉

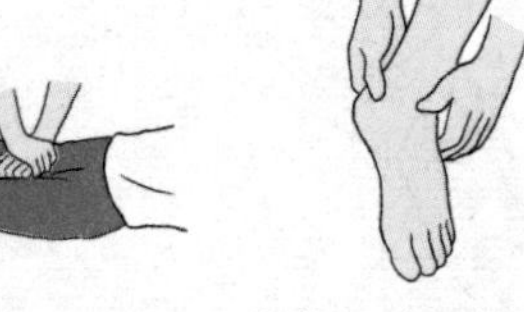

足部出血，大腿出血位于大腿上端腹股沟中点稍下方股动脉。位于足背中部近足腕处（胫前动脉）和足跟内侧与内踝（胫后动脉）

常见出血部位的止血处

第二，先用清洁纱布覆盖后，再扣上大小适当的碗，最后进行包扎。这样操作，可以有效防止眼球受到压迫。不要冲洗伤口，以免脏物更加深入或加重损伤。不要涂抹药物，尤其是有颜色的药物，以免影响医生对伤情的判断。拨打“120”急救电话，将伤员安全、快速地送往医院。当然，最好的急救是防患于未然。

所以，小孩子在燃放鞭炮时，一定要选择平整开阔的场地，以防花炮冲击导致鞭炮倾斜倒地，引发人员伤害或火灾。最好使用带有火星的长木棍点燃鞭炮和烟花，以确保安全距离，点燃后及时离开。需要注意的是，小孩子在燃放鞭炮时必须有成年人在场。通过这些急救知识和注意事项，才可以在燃放鞭炮时做到安全谨慎，以减少潜在的伤害和风险。

孩子触电后，记得这样急救

对于孩子来说，难免会遇到一些突发状况，比如触电。触电是一种极具危险性的意外事件。现代生活中，电器设备无处不在，各种插座、电线、电器都可能成为孩子们触电的潜在危险源。孩子的好奇心驱使着他们到处翻找、摸索，而这时，不小心接触到电流可能会导致严重的后果。

人体本身就是一个很好的电流导体，一旦接触到电流，电流会顺着身体传导，引发触电事故。与此同时，由于人体含有多种金属离子，如钙离子、铁离子、锌离子等，这些都是导电的金属离子。在电场力的作用下，人体中的这些导电离子会形成电子流，对孩子的健康构成威胁。在这紧急关头，正确的急救措施显得至关重要。

一、触电的症状表现

当人体触电后，电流往往会通过全身，导致皮肤出现明显的烧伤，局部甚至还可能出现出血的现象。发生触电事故时，严重者会熏黑、烧焦皮肤。如此严重的烧伤，不仅会影响外观，更可能会危及生命。通常情况下，被电流烧伤的区域与正常组织有着十分明显的分界线。有时，还能清晰地看出被电击中的具体部位。

随着触电事件的发生，触电的危害性不仅局限于外部。触电往往会导致全身功能障碍，表现为一系列严重的生理反应。在触电的瞬间，通常会出现休克、痉挛、呼吸困难等症状，甚至可能导致心脏骤停。若未能及时发现和处理，这些症状可能会进一步演变。当电流通过人体时，脑和心肌往往受到高度抑制，导致心室纤颤和心律不稳定，严重时可在短时间内致命。

触电后人体受到的损伤程度，与电流量、电压量和导体接触人体的状况密切相关。电压高、电流强、电阻小，同时人体比较潮湿，致死率会大大增加。如果人在触电的时候，电流仅从一侧肢体或体表传导入地面，对脏腑的影响比较小，不容易导致死亡。人的肢体比较干燥、电阻较大，也可能只被烧伤，并不容易死亡。

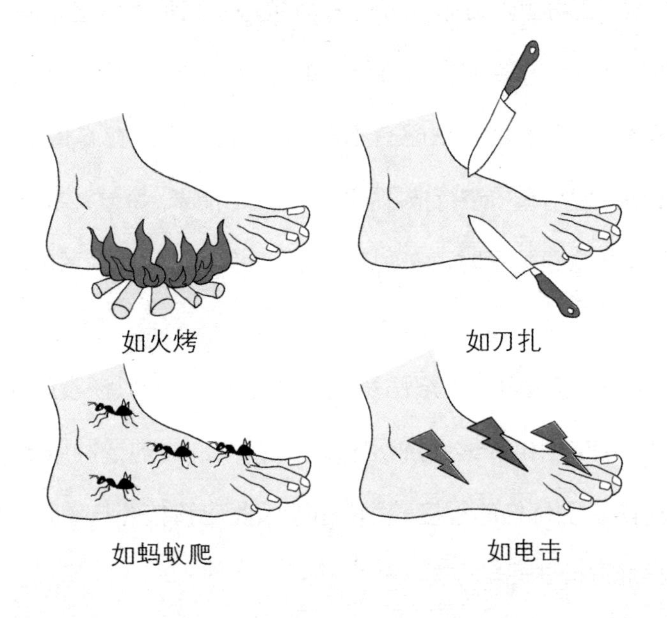

需要引起重视的是，人体能够持续接触的安全电压一般为24伏。当电压超过这个安全范围时，接触后就会引起明显的不适感，且电压越高对人体造成的伤害越严重。因此，在任何可能存在触电风险的环境中，深刻了解有关电流、电压以及人体反应的相关信息至关重要，这将直接影响采取有效的急救和预防措施。

二、儿童触电的急救处理

1. 发现儿童触电时，一定要切断电源，避免持续受到电压的影响。如果不能关闭电源，可以用干燥的木棍捅电线，让电线离开人体。在切断电源前或触电者未脱离电源时，千万不能触摸触电者。

2. 如果触电情况较为严重，导致心跳和呼吸停止时，应立即采取急救措施，最好在心跳停止的 1 分钟内展开急救行动。对于儿童来说，急救的方法略有不同。可以将一手放在胸骨中下 1/3 的位置，使用掌根进行按压，深度约为 2 厘米，每分钟按压 80 次左右。在急救儿童时，必须控制按压力度，以免对儿童的心脏造成伤害。

3. 检查触电者的烧伤状况是关键的一步，以便及时采取适当的治疗。如果观察到烧伤区域出现发红、发热或肿胀等症状，这可能表明烧伤的程度较为严重，因此应该按照严重烧伤的治疗标准进行处理。

4. 在面对触电事件时，应该采取就地急救，而不是轻易搬动

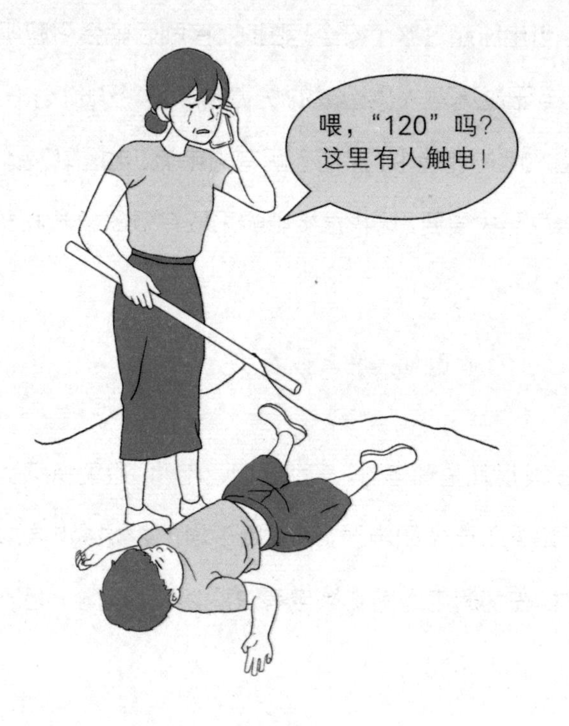

触电者。即使积极展开抢救，也要避免不必要的移动，因为不正确的移动可能导致进一步的伤害或情况恶化。在采取急救措施的同时，务必迅速寻求专业医务人员的帮助，可以拨打医疗急救电话。

孩子触电是每个家长都不愿面对的噩梦，但是事故总是在我们不经意间发生。每个不幸的发生，让我们深刻认识到急救知识的重要性。每一个家庭成员，特别是照顾孩子的人，都应该接受基本的急救培训，以便在紧急情况下能够冷静应对，为孩子的安全提供全面的保障。

手被夹伤了，该怎么办？

孩子在探索世界的过程中，被门夹伤是常见的小意外。无论是在家中、幼儿园还是学校，孩子们都可能因为充满好奇心而遭受这样或那样的意外。从表面看来，被门夹伤只是一种轻微的伤害，但对于年幼的孩子们来说，可能会引发疼痛和不适。因为手指是人体感知的重要器官。十指连心，孩子们的痛苦总是难以用言语去表达的。

当孩子的手指被门夹伤后，可能会经历一系列情绪上的反应，包括惊慌、害怕，甚至会感到焦虑和不安。即便伤势表面看似微小，但这种经历可能会在孩子心中留下难以抹去的阴影，特别是在对周围环境的感知和探索方面。这一不愉快的经历可能会导致孩子对门或类似情境产生畏惧心理，甚至影响他们在日常生活中的行为和态度。因此，当孩子的手指被门夹伤后，除了要及时处理伤口本身外，还要关注孩子的情绪和心理健康。

如果孩子的手指被门夹伤后出现黑紫色的情况，家长们通常不必过于惊慌。这时，首先要评估伤口的情况，如果只是轻微的伤口，没有出血，家长可以采取简单的急救措施来处理。一旦出血了，及时止血和消毒是必不可少的环节。此时，家长可以用手指轻压出血处几分钟，以帮助止血。同时，还需要用干净的纱布或无纺布小心包扎伤口，确保不能太紧，以免影响血液循环。

如果孩子的手指被夹伤后出现紫色出血或肿胀的情况，可以用冷敷的方式减轻肿胀。初期的两天，使用冰袋进行冷敷，每次不超过 20 分钟，旨在减轻肿胀并尽可能防止淤血范围扩大。

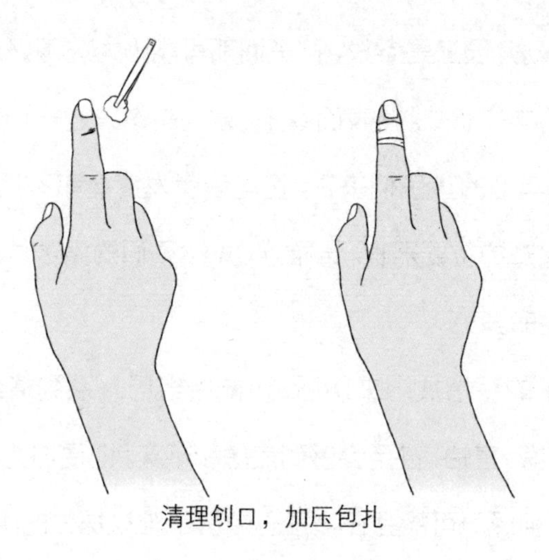

清理创口，加压包扎

冷敷两天后，再改用热敷的方式，以促进淤血的吸收，每次热敷15～20分钟，每天3～4次。需要注意的是，如果手指有皮肤破损，要慎重使用热敷。此外，肿胀有其恢复的过程，通常情况下，3天左右是肿胀的高峰期，通常在5天后开始逐渐消退，整个消肿过程可能需要大约2周时间。

如果孩子的手指被门夹伤的情况十分严重，可能还会导致指骨裂、骨折或关节脱臼等严重损伤。在这种紧急情况下，首先，我们可以使用比手指稍长的铅笔、筷子、杂志等物品作为支撑的夹板来支撑手臂，将其放置在手臂下方，以固定受伤的手指。其次，使用三角巾或布将受伤手臂挂在脖子上。这有助于减少手臂的移动，避免进一步的伤害。最后，应迅速将孩子送往最近的医院进行专业治疗。

如果受伤后手指疼痛逐渐减轻，通常需要大约3个月，新的指甲就可以重新长出来。这个过程会因个体差异而有所不同，但耐心等待是确保指甲健康生长的关键。在这段时间内，必须给予受伤的手指适当的护理以促进愈合。关键的护理步骤之一是使用双氧水等药物对手指进行消毒。消毒是防止感染的重要一环，有助于减少细菌和其他病原体的风险。

在进行消毒时，要确保使用清洁的棉球或纱布，轻柔地涂抹在伤口上，避免对受伤区域造成进一步的刺激。此外，保持受伤手指的清洁和干燥也是至关重要的。避免受伤部位长时间浸泡在水中，因为潮湿的环境可能会促进细菌滋生。使用合适的包扎

材料，轻轻包扎伤口，以防止感染并减轻疼痛。

综合来看，在处理手指被夹伤的紧急情况时，正确的处理和紧急救护措施是至关重要的。这不仅有助于减轻伤害，还可以促进孩子的康复过程。密切监测伤口的变化，并根据医生的建议进行后续的治疗。正确的急救和适当的护理，是保障孩子手指被夹伤后能够顺利康复的关键步骤，有助于他们早日回归正常的活动。

吃果冻噎住了，别自乱阵脚

在品味美味的果冻时，有时可能会遇到被果冻阻塞喉咙的状况。这一可能会导致气道阻塞的紧急情况。应对这一突发状况时，首先，需要保持冷静，因为惊慌可能会使情况变得更加紧急，而冷静有助于更有效地处理问题。其次，要观察被阻塞者的状态，如果他们还能够进行有效的咳嗽，可以鼓励他们继续咳嗽，这有助于将阻塞的食物排出。若是连咳嗽也无法解决问题，采取其他紧急的处理措施就显得尤为必要。

对于孩子来说，果冻是一种引人喜爱的零食。但是，由于孩子们在食用果冻时不够小心，因此极容易导致窒息，甚至造成死亡。这种悲剧不只发生在电视剧里，生活中也时常发生。果冻软且体积较大，一旦进入气道，即使使用喉镜、气管镜或支气管镜去取，也是很难取出来的。

此外，果冻还有一个显著的特点，那就是柔软且容易变形。试想，如果气管里进的是一枚扣子，因为扣子是硬的，且不会变形，一般不会将器官堵死，孩子也不会很快窒息身亡。但是，果冻就不一样了，它的形状会随时发生变化。时间久了，很有可能会完全堵塞气道。在这关键时刻，家长们就需要学会一项独门秘籍：“口腔负压吸引法”。

首先，要确保孩子的头部后仰，拉直气道，以使果冻更容易被吸出。随后，家长们应该迅速用嘴巴包住孩子的嘴巴，同时捏住孩子的鼻子，然后用力吸气，创造出口腔内的负压，通过这种吸引的方式将果冻成功抽出。当果冻被吸到口腔时，将孩子的头偏向一侧，用手轻轻抠出果冻。但需要注意的是，不要越捅越深。

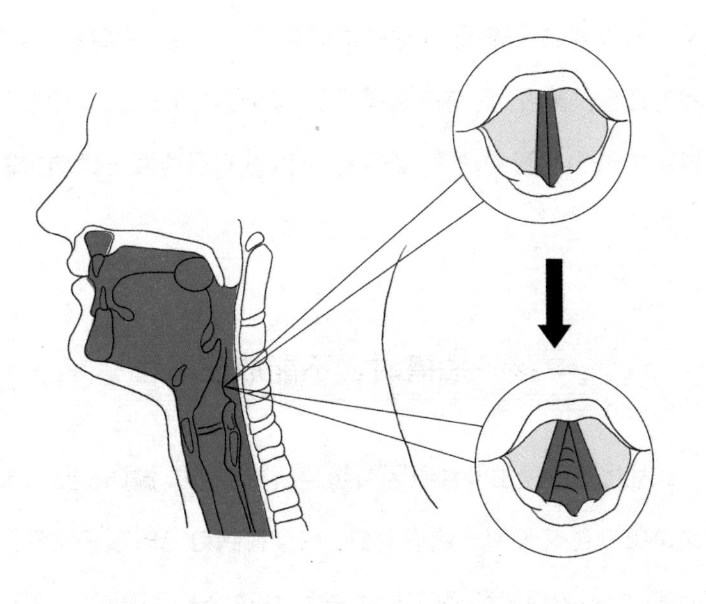

当果冻被成功取出后，若是发现孩子没有呼吸，必须立即进行人工呼吸，采用心肺复苏的方式进行急救。在急救的过程中，需要在短时间内迅速准确地执行，确保果冻尽快从孩子的气道中清除，以防止窒息。此外，家长的冷静和果断也十分关键，确保每个步骤都得当，以最大程度地减少潜在的风险。

不难看出，在这类突发状况中，“口腔负压吸引法”的确发挥了至关重要的作用。通过创造口腔负压，不仅能相对轻松地将果冻吸引到口腔中，也为后续的手动清除提供了便捷的条件。在面对儿童因食物引发的窒息时，这种方法的简单性使其成为一种实用的技巧。因此，了解和熟练掌握这种口腔负压吸引法对家长和看护人员来说至关重要。

对于家长而言，当孩子因吃果冻而发生“锁喉”情况时，切记千万不要自乱阵脚。在这关键时刻，学会并熟练掌握正确的急救方法至关重要。只有在掌握了正确的应对方法后，才能在紧急情况中做出明智的决策，确保在关键时刻迅速而正确地救助自己的孩子。

孩子抽搐时，不能放任不管

抽搐可能是由多种原因引起的，包括发热、癫痫、低血糖等，这是每一位家长都不愿面对的。每当看到自己的孩子突然陷入抽搐，内心的焦虑和恐慌无法言喻。在这个紧急瞬间，家长们就需要掌握一些相关的急救知识。

医学研究表明，当孩子出现发热、脱水、低血糖、脑部病变、肿瘤等症状时，都会产生抽搐现象。其中，由于高热而引发的肌肉痉挛，会出现全身抽动，这一现象被人们称为“热性痉挛”。同时，传染病、中毒、头颅损伤、小儿惊风、破伤风、狂犬病等疾病，均可能触发儿童的抽搐反应。为了应对这一紧急情况，了解抽搐的常见症状、急救措施显得尤为重要。

一、抽搐的常见症状

由于婴幼儿的脑神经功能尚未完全发育，其控制能力相对不稳定。在体温急剧升高的情况下，往往会引发脑细胞异常放电，导致发生全身抽动症状。这种状况通常被称为热性痉挛，尤其常见于婴幼儿时期，热性痉挛不仅表现为全身抽动，更可能伴随一系列其他症状，具体表现为以下三个方面。

1. 高热惊厥

高热惊厥常见于婴幼儿，特别是在 6 个月到 4 岁的儿童中最为常见。这种现象是由于全身发热而产生的，常见于发热早期，持续时间比较短暂。抽搐发生后，可以快速恢复神志清醒。当儿童在某次患病期间发生高热惊厥，出现一次抽搐的现象时，不必过于担忧，因为这通常是一种相对良性的现象，儿童有望在短时间内自行恢复。

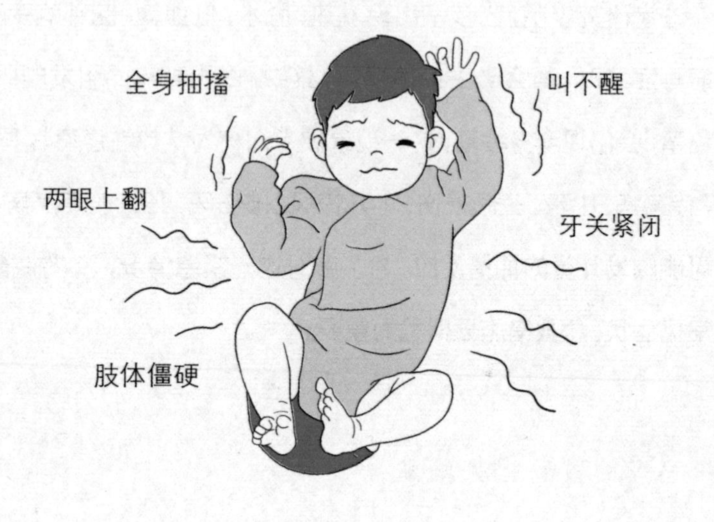

2. 局限性抽搐

局限性抽搐实际上就是指局部肌肉出现抽动的现象，主要表现为面部抽动、肢体抽动、眼球震颤等，伴随着局部肌肉的僵硬。在抽动发生时，个体往往没有自我意识，有的可能持续几秒钟，而有些情况可能延续数分钟，极个别情况下甚至可能达到半小时之久，被称为惊厥持续状态。

3. 全身强直性抽搐

全身强直性抽搐被认为是最为严重的抽搐类型之一。患者在发病时，全身肌肉会突然变得极度僵硬，伴随着持续的颤动，身体呈现出一种角弓反张的姿势。患者的双眼显得无神，而口中可能伴随着大量的白沫，其持续时间可能长短不一，但通常较为显著。需要及时的医疗干预和紧急处理。

二、抽搐的急救措施

对于家长而言，儿童抽搐是一种相当常见的病症。因此，家长们要时刻对这一情况保持警惕，并熟悉正确的处理方法。了解如何应对儿童抽搐是至关重要的，因为只有在问题出现时能够冷静处理并正确对待，才能有效地保障孩子的健康和安全。

1. 让孩子侧躺，并确保将其放置在一个安全的环境中，以避免在抽搐过程中可能发生的意外伤害，特别是要防止孩子因抽动而受到尖锐物品，如玩具、家具角等的刺伤。远离这些尖锐物品，能够最大限度地减少意外风险。

2. 应该松开孩子全身的衣物，以确保血液循环通畅，并方

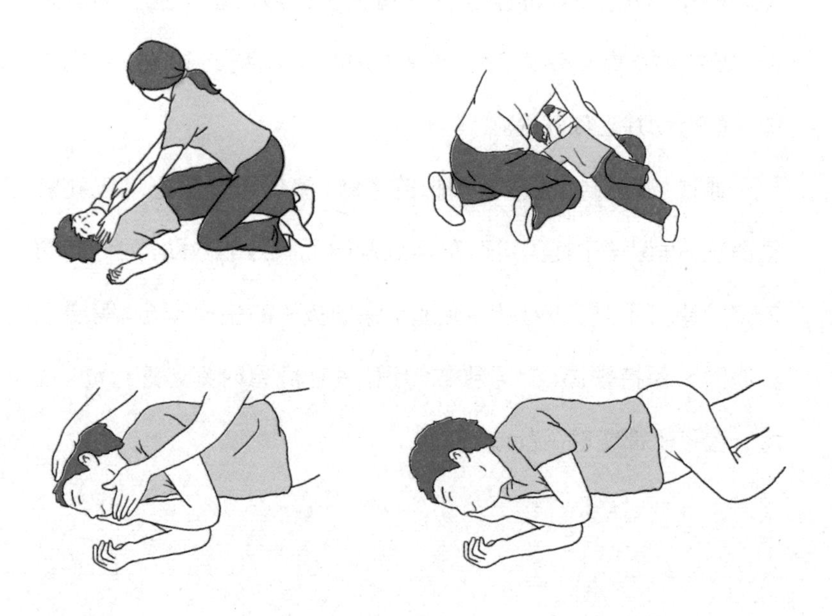

便观察患者的状况。随后，可以使用物体轻轻地把患者的头部垫起，这有助于保持颈部和头部的正常位置，并有利于呼吸道的通畅。

3. 使用温度计仔细测量孩子的体温，若发现体温升高，应迅速采取相应的退热措施。一种方法是使用肛门塞剂，通过肛门途径给药以更迅速地降低体温。此外，另一种有效的方式是将冰袋置于孩子的额头位置，采用物理降温的方法来缓解发热症状。

4. 当孩子口腔中出现异物时，务必迅速采取行动，及时将异物取出，以防止其堵塞气道，从而避免潜在的生命危险。

5. 要仔细观察孩子的眼睛、脸部以及四肢等部位，以区分是局部抽搐还是全身性强直抽搐。局部抽搐可能表现为某一部分肌肉的不自主收缩，而全身性强直抽搐则涉及整个身体的肌肉群。如果抽搐情况持续不断，或者抽搐的时间超过 10 分钟，应立即采取行动并立刻就医。

通过加强对抽搐急救知识的了解，我们可以更好地应对紧急情况，确保孩子在关键时刻得到及时而有效的救助，为他们的未来健康打下坚实的基础。因此，保护孩子的生命安全，需要家长们时刻保持警惕、学习急救知识，并在危急时刻迅速行动，让每一位孩子都能够茁壮成长。

孩子发热，38.5℃以下别吃药

随着季节的更替和气候的多变，孩子发热往往成为父母面临的一项严峻挑战。此时，他们就会陷入一个艰难的决断中，即是否应该立即采用药物来缓解孩子的发热。医学专业人士提出建议：当孩子的体温未达到38.5℃以上的情况下，通常并不需要着急使用药物。

实际上，发热本身并不是一种疾病，而是身体对抗感染的一种自然有效的生理反应。当病原体侵入孩子的体内，无论是细菌还是病毒，免疫系统都会迅速启动，产生抗体以应对入侵。此时，体温的升高则是为了提高免疫细胞的活动力，增强对病原体的

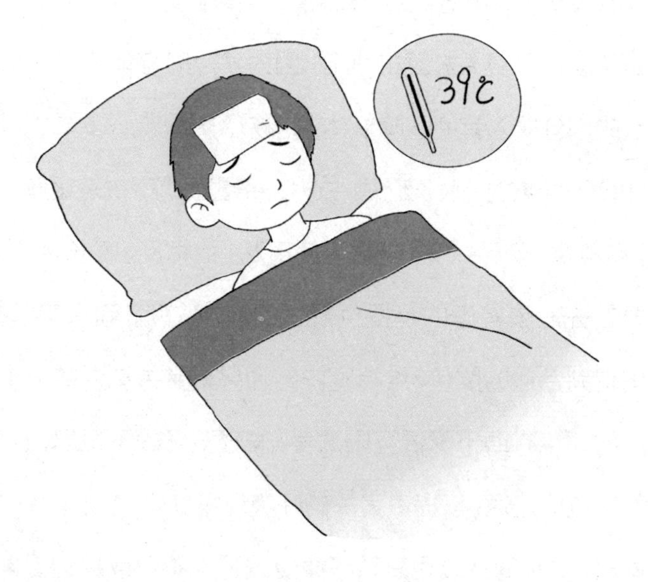

抵抗力。在这种情况下，了解发热的自然过程以及发热的急救措施至关重要。

一、发热的自然过程

在孩子发热的紧急时刻，家长们会感到焦虑和无助。了解发热的自然过程，可以为我们提供更全面的认识。通常情况下，孩子的体温会在一段时间内逐渐升高，达到一个峰值，然后开始缓慢下降。这一过程可能伴随着孩子的不适感，包括身体疼痛、食欲不振及疲劳等症状。

需要注意的是，发热时孩子的身体会出现一些正常的生理变化，比如心率和呼吸频率可能会加快。这些生理变化在一定程度上是身体对发热状态的自然调整。当孩子发热时，我们的首要任务是帮助孩子摄入充足的水分，因为发热时身体容易失水，保持充足的水分摄入有助于降低体温、减轻不适感。

在孩子发热时，家长们往往迫切希望通过药物来缓解症状。但是，有些情况下并不需要急于使用药物。相反，家长们在孩子发热时首先应该考虑的是提供舒适的环境。为了确保孩子在发热期间得到合适的照顾，维持室内的通风是至关重要的一步。通风良好的环境有助于降低室内温度，减轻孩子的不适感，也有助于清新空气的流通，以提供良好的呼吸环境。

同时，充足的休息也是孩子康复过程中不可或缺的因素。在发热期间，孩子的免疫系统处于高度活跃状态，因此要给予足够的休息时间。此外，保持体液平衡也是关键。多喝水有助于防止脱水，帮助体内排出废物和毒素，同时维持正常的生理功能。家长们可以给孩子提供清水、果汁或者清淡的汤水，确保他们摄入足够的水分。

如果孩子在发热时仍然保持正常的食欲，家长们可以适量提供一些容易消化的食物，但应避免强迫进食。尊重孩子的食欲，鼓励适量地摄入，有助于维持身体所需的能量和营养。值得注意的是，如果孩子的体温持续升高，就会出现呼吸急促、抽搐等不适症状。这些症状可能是病情严重的信号，需要专业医生进行详细的评估。

二、发热的急救措施

1. 多给孩子喝水

为了更好地照顾孩子在发热时的健康，不仅可以适当提供温水，而且要确保孩子充足地饮水。多喝温开水有助于防止孩子身体脱水，同时还能促进发汗和排尿，进而有助于排除体内多余的热量和废物。

2. 温湿毛巾擦拭、敷头部

在孩子发热时，采取适当的温湿擦拭是一种有效的降温措施。使用温湿的毛巾擦拭全身可以帮助散发体表热量，提高舒适度。

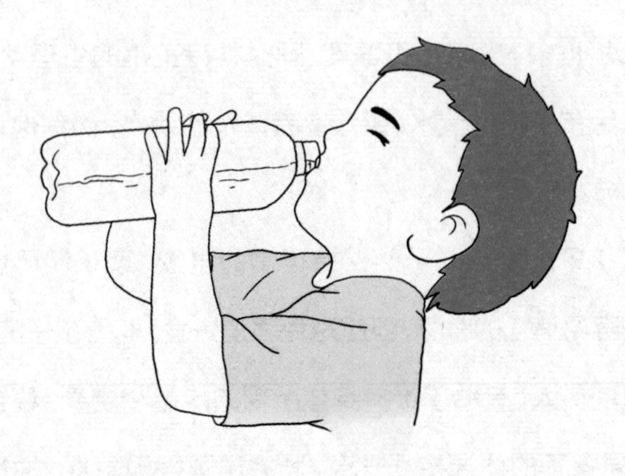

特别是在一些血管丰富的部位，如脖子、腋下、腹部和腿部内侧，集中擦拭能够更有效地促进血液循环，加速热量的散发。

在孩子发热时，将毛巾浸湿于温水中，拧干后折叠放在孩子的前额上。为了最大限度地发挥散热作用，建议每 3 ～ 5 分钟更换一次毛巾。这样可以保持毛巾的湿润程度，确保持续地提供降温效果。除了用温湿毛巾敷在额头上，额头贴退热贴也是一个不错的选择。

3. 洗温水澡

在孩子精神状态良好的情况下，可以考虑给孩子洗温水澡，作为一种替代温水擦拭的降温方法。选择适宜的水温至关重要，最好将水温控制在 30 ～ 35℃。洗澡的时间也需要适度，不宜过长，以免导致孩子着凉。

4. 少穿衣服，少盖被子

有些家长可能倾向于采用“捂”的方法，试图通过增加孩子的穿着来促使其发汗，以达到退热的目的。其实，这种做法是不正确的。在孩子发热的情况下，应该让孩子少穿衣服、少盖被子，以更好地促使热量散发。

综上所述，在孩子的健康管理中，家长们的耐心和理性决策都起着关键作用。在孩子发热的情况下，通过合理细致的护理措施，家长可以在孩子的健康问题上发挥积极的作用。在这个过程中，家长的关怀将为孩子提供坚实的支持，帮助他们快速康复，并建立健康的生活习惯。

第六章 老人急救，子女必学的“救护指南”

在岁月的长河中，父母逐渐步入了垂暮之年。随着年龄的增长，老年人身体的各项功能开始逐渐减退，中风、噎食、晕厥、药物中毒等情况的风险随之增加。在这个阶段，对老人进行有效的急救显得尤为重要。

对老人进行急救，不仅是一种生活技能，更是一种责任和担当。这就意味着，作为子女需要不断学习、实践和更新急救知识，以应对不同的紧急情况。无论是对中风急救的初步判断，还是对噎食的紧急处理，每一种技能和知识都是子女们必学的一项“救护指南”。

老人中风了，该如何急救？

中风，又称为脑卒中，是一种由于脑部血管破裂或血管堵塞导致脑部血液供应中断，从而引发脑组织损伤。中风在老年人中的发病率较高，尤其是那些有高血压、高血脂等慢性病风险因素的人群。此病发病急，致死率高，治愈率低。可以说，中风是一种极具凶险性的疾病。

中风的症状呈现多样化，会给患者带来严重的后遗症，比如半身不遂、讲话不清、关节僵硬、智力下降等。这些后遗症不仅会对老年人的身体功能产生深远的影响，也对其日常生活造成了巨大的困扰。由于这些后遗症的存在，大约2/3的中风患者需要依赖他人的帮助，才能进行日常生活的各项活动。在这个过程中，急救措施变得至关重要。

一、中风急救措施

1. 拨打急救电话

发现老年人中风症状时，应立即拨打“120”急救电话，并提供准确详细的信息，包括患者的症状、年龄、现场情况等关键

中风急救知识

1. 保持病人呼吸通畅，解开领口，如有假牙也应取出，以免误吞。把病人头歪向一边，避免吸进呕吐物。

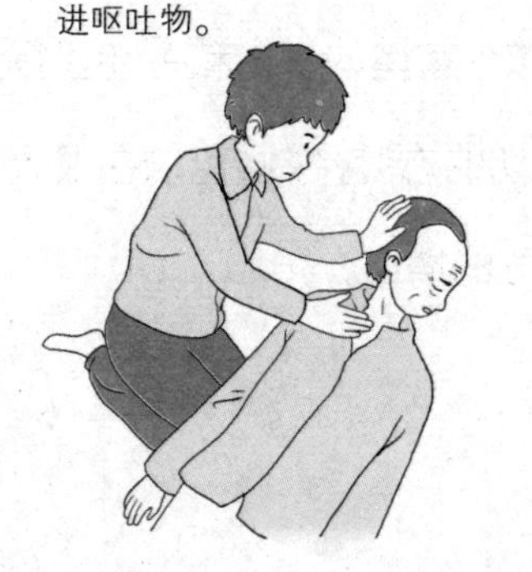

2. 拨打“120”，若自行运送，搬运病人的正确方法：2~3人同时用力，一人托住病人头部和肩部，一人托住病人腰背部，一人托住双脚，平抬病人移至硬木板或担架上。

信息。这些信息会帮助急救人员更充分地了解患者的状况，从而更有效地准备和展开救援行动。

2. 调整正确姿势

将患者轻柔地放置在平坦而稳定的位置上，以最大程度地减少可能的伤害和不适。尤其要注意避免患者的头部摇晃，可以使用柔软的支撑物（如枕头或折叠的衣物）来固定头部，有助于保护颈椎和头部。

3. 保持呼吸道通畅

解开患者的衣物，特别是领口。这有助于减轻患者的呼吸负担，让患者保持呼吸道通畅，有助于改善氧气的供应。

4. 监测生命体征

仔细监测患者的生命体征，包括呼吸、脉搏、血压等。如果患者呼吸停止或心跳停止，需要立即进行心肺复苏，有助于维持氧气供应，防止脑部和其他重要器官因缺氧而受损。

5. 安抚患者情绪

中风给老年患者带来的不仅是生理上的困扰，还伴随着心理上的焦虑和恐慌。在这关键的时刻，家属的支持和关怀显得尤为重要。通过使用温和的语言和亲切的态度，家属可以在很大程度上帮助患者保持冷静，以缓解紧张的情绪。

二、中风后的康复治疗

中风导致患者的肢体活动受限，常伴有关节强直、肌肉萎缩等症状。因此，康复锻炼至关重要。在康复的过程中，从单个关节的锻炼逐渐过渡到多个关节的协调动作，是一个循序渐进的过程。

初期，康复主要着眼于单个关节的活动，可以通过被动活动和逐渐引导患者进行自发活动来进行锻炼。这包括通过物理治疗师或康复专家指导，对单个关节进行逐渐活动和伸展。随后，逐渐过渡到功能性训练，包括坐、站、走、蹲等日常动作的恢复。由于中风后患者的部分关节和肌肉处于废用状态，因此，多数患者可能不太愿意活动。

在这种情况下，家属和看护者的鼓励以及督促显得尤为重要。他们需要持续地给予患者正面的鼓励和支持，帮助患者建立坚定的康复信心，并耐心地协助和引导患者进行康复锻炼。在协助按摩患肢的过程中，旨在预防和减轻因长期不运动而引起的肌肉和骨骼的萎缩与变形。对于痉挛性瘫痪导致的肌肉紧张，按摩手法应该轻柔，主要目的是促使肌肉松弛。相反，对于软瘫导致的肌肉松软，按摩手法则需要更深更有力，以刺激神经活动，提高肌肉的紧张度。

除了肢体按摩，口语训练和书面语言训练也是康复过程中的重要一环。老年患者可以通过多媒体工具，比如电视和广播来

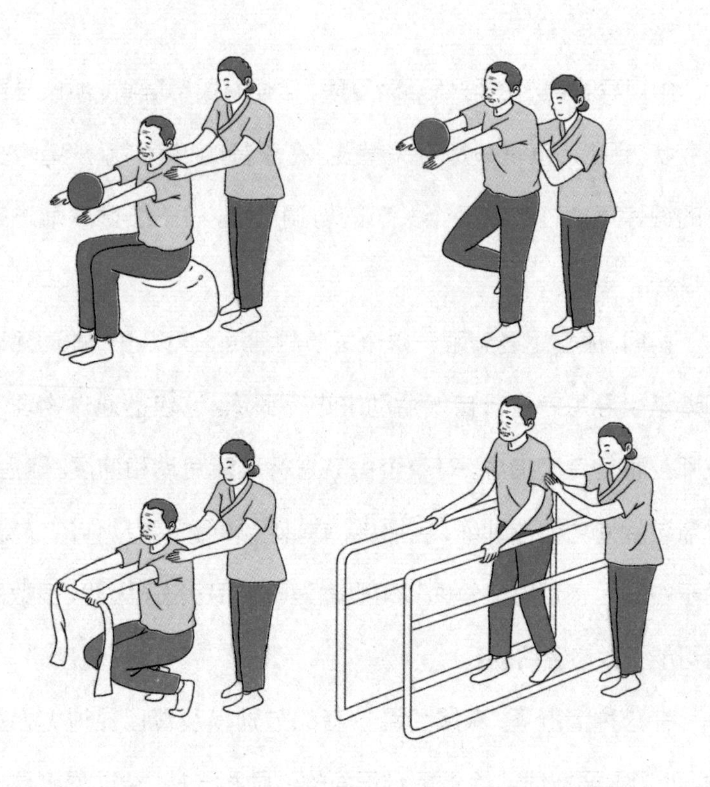

接收语言刺激，有助于提高听觉和视觉的感知。训练内容可以根据患者的兴趣来决定，从简单易懂的内容开始逐渐增加难度，确保训练的渐进性和个性化。通过训练，可以帮助老年患者逐步恢复语言能力，提高沟通能力。

老年中风患者一旦经历过一次发病后，再次发作的可能性就会增大，尤其是对短暂脑缺血发作者。因此，家人在患者康复过程中发挥着关键的作用，应该积极配合医生，排除各种导致中风的危险因素，并定期复查患者的身体状况。通过科学的管理和定期的监测，可以有效预防中风的再次发作，并帮助患者适应康复过程。

饭后打嗝不止，学会“六大疗法”

每个人都有过打嗝的经历，打嗝又被人们称为“呃逆”，它是一种常见而自发性的生理现象。虽然打嗝本身并不是一种疾病，但它既会让患者感到不适，也会影响周围人的正常生活，使呃逆者很尴尬。由于老年人的脾胃功能下降，所以出现打嗝的现象变得更为频繁。那么，人们为什么会打嗝呢？

打嗝是由于人体的膈肌痉挛收缩，导致气体迅速进入肺部，随后声带迅速关闭产生的声音。这一过程通常是自发性的，由于某些刺激而引发。在大多数情况下，打嗝是由食道或胃部的过度膨胀引起的，而这可能与进食或饮水过快、过多有关。当空气被吞入体内后，通过反射引起横膈肌的短促收缩，从而产生了打嗝。

一、发生呃逆的原因

呃逆经常出现在饭后，尤其是在吃了较为干燥的食物后，打嗝的情况就会频繁发生。呃逆通常属于嗳气，在功能性消化不良的情况下，呃逆的发生更为常见。另外，吃得过饱、过甜、过于辛

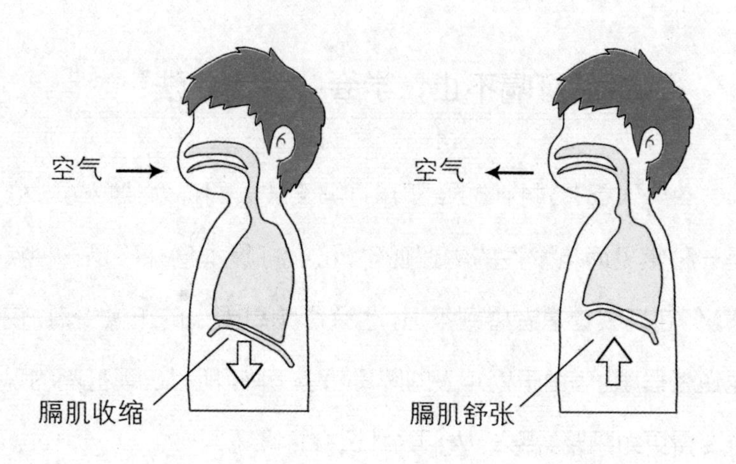

辣，也容易出现呃逆。对于个别患者，即使没有进食，也可能会出现呃逆。呃逆有时可能伴随声音，有时则可能不会发声，其严重程度取决于呃逆的具体情况。

除了饮食因素外，精神神经因素和不良的饮食习惯也是引起呃逆的常见原因。精神紧张、焦虑或其他情绪因素，同样可以导致胃肠道的紧张，从而引发呃逆。此外，进入胃内的过多空气也可能会通过口腔溢出，减弱胃蠕动，并在一定程度上增加了胃肠神经官能症和胃肠道慢性疾病的患病风险。

对于经常出现呃逆的个体，建议注意调整饮食结构，避免过度进食、过度食用甜食和辛辣食物。培养良好的饮食习惯，包括细嚼慢咽、避免餐后立即卧床、避免过度吸烟和饮酒等，都有助于减少呃逆的发生。在应对精神压力时，采取放松技巧、适度运动和保持规律的作息也是有益的。

二、呃逆的自疗办法

1. 屏气法

缓解呃逆症状的一种方法是先深吸一口气，然后屏住呼吸，保持 30 秒左右。通过深呼吸和暂时屏住呼吸，有助于调整横膈肌和膈神经的活动，从而减轻呃逆引起的不适感。另外，还有一种方法是利用刺激口腔后部的方式来缓解呃逆。

2. 惊吓法

在患者未察觉的瞬间，他人突然拍打患者的后背，往往能够有效制止呃逆。因为患者受到强烈的情绪刺激，会经过皮层传导到皮下中枢，从而缓解膈肌痉挛，达到消除呃逆的作用。需要注意的是，这种方法需要他人的协助，因此在独自一人时并不适用。

3. 吞气法

如果连续出现呃逆，一种可行的缓解方法是在口里憋一股气，然后模仿吞咽食物的动作，将这股气吞咽到胃里，重复几次这个动作通常能够有效消除或减轻呃逆的不适感。这种简单的动作能够有效改变膈肌的紧张状态，减轻呃逆带来的不适感。

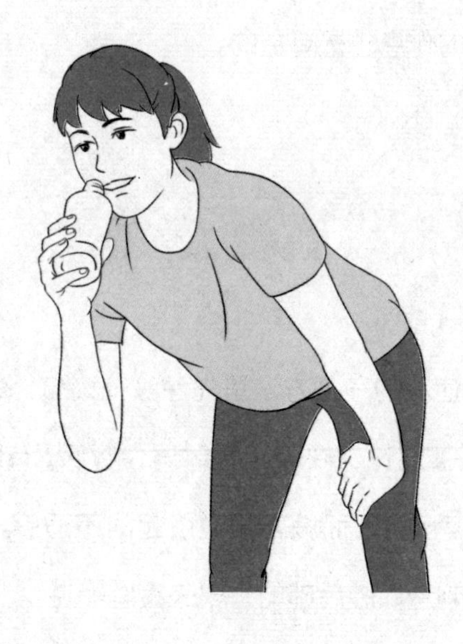

4. 喝水弯腰法

维持站立姿势，然后以 90°的角度弯腰，并饮用温度较高的水，最好是大口喝。这一方法的原理在于，由于胃部与膈肌的距离较近，通过从内部供应温暖的水，有助于提升膈肌的温度。

5. 纸袋呼气法

为了应对呃逆，可以准备一个完好的纸袋，将口鼻罩住，使其与外界隔绝。接着，在袋内进行连续呼吸。这一方法的原理在于，在袋中呼吸会导致二氧化碳浓度的增加，从而影响呃逆的神经反射。

6. 喷嚏止嗝法

当出现连续呃逆，可以通过刻意的刺激方式，例如用鼻子闻辣椒、胡椒粉等这些刺激性的食物，让自己打个喷嚏，很快就能消除呃逆。

对于老年人来说，治疗呃逆的这六大疗法并非复杂难懂，而是一些简单实用的自我调理方法。通过这些方法，我们或许能够更好地理解和掌握如何在饭后应对打嗝。这些疗法涵盖了从身体姿势到呼吸调控的多个方面，旨在通过调整生活习惯和行为，减轻或防止老年人饭后打嗝的发生。

老人噎食了，急救可以化险为夷

噎食，是我们在日常生活中不可忽视的一种常见意外，可能会给人们带来多种潜在的健康风险。在餐桌上，食物不慎进入气管或支气管的情况并非罕见，这可能会导致呼吸困难，甚至危及生命。老年人作为噎食的高发人群之一，尤其是那些咀嚼能力较差的老年人，更容易陷入这一潜在危险之中。

对于老年人而言，由于年龄的增长、消化功能的减退以及牙齿的松动或脱落等因素，导致咀嚼能力逐渐减弱。在进食时，他们难以将食物有效地嚼碎成细小颗粒，进而出现吞咽困难并可能被食物噎住。为了避免噎食所带来的危险，了解噎食的症状表现、治疗原则和急救方法显得至关重要。

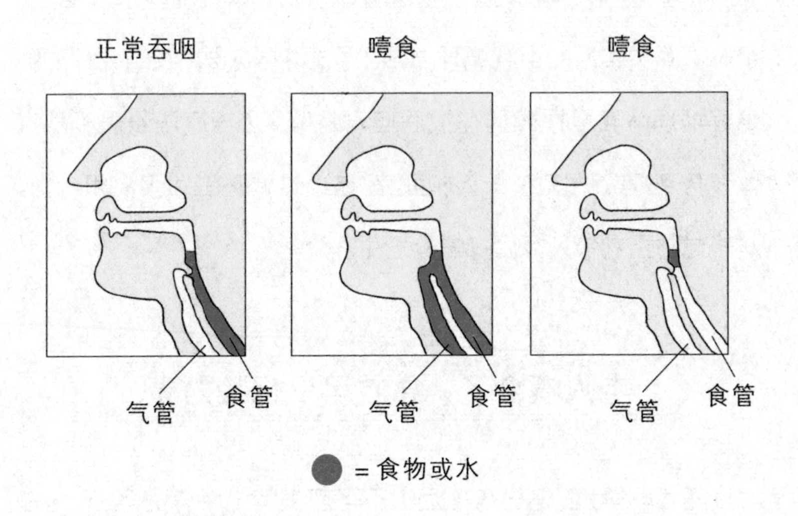

一、噎食的症状表现

在正常情况下，由于生理反射机制的作用，人们在进食过程中不容易发生噎食。当食物即将进入气管时，身体会自动产生条件反射，迅速关闭气管，起到自我保护的作用。然而，在噎食的人群中，老年人是最常见的受影响群体。噎食是一种紧急情况，可能在短时间内会使人窒息。噎食的症状表现在以下几个方面。

1. 噎食起病突然，表现出胸闷、气短、缺氧、口唇发绀等突出症状。这些症状的突然出现可能提示着一种严重的健康问题。

2. 在进食的过程中，突然出现无法说话的情况，伴随着明显的窒息痛苦表情。这种突发状况可能表明存在严重的噎食问题，给个体带来了极大的不适和危险。

3. 噎食时，噎食者常常会紧张地用手按压颈部或胸前，表现出身体不敢移动的情况。同时，他们可能会试图用手指探索口腔，试图移除或挤压阻塞气道的食物或异物。

4. 当部分气道受到阻塞时，并不会立刻引起窒息，而是常常出现剧烈的咳嗽，伴随着间歇性的喘鸣音。

二、噎食的治疗原则

1. 对噎食者采取原地抢救时，重要的目标是迅速采取措施，

海姆立克急救法示意图

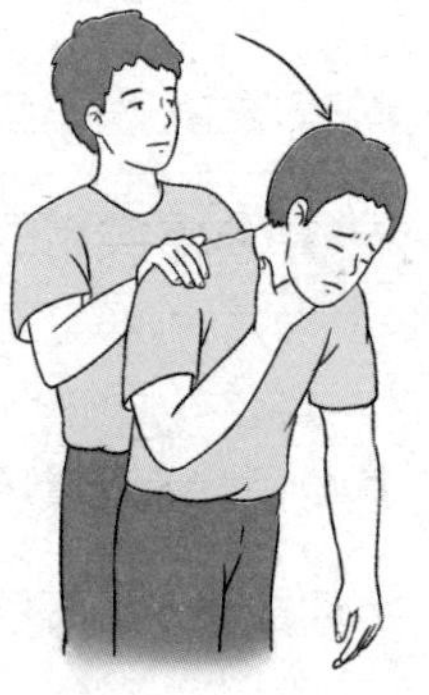

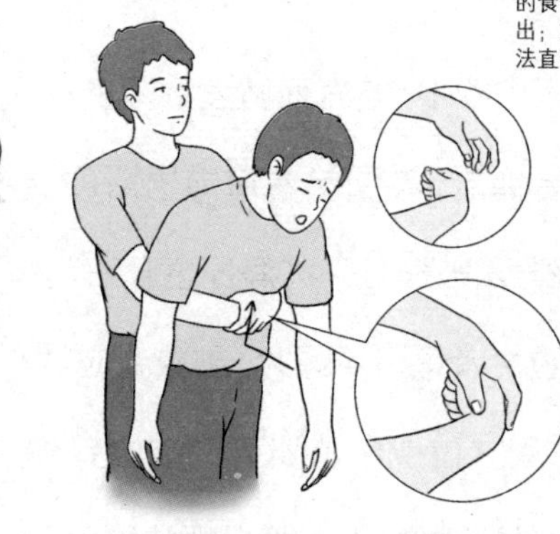

以将口咽部的食物取出，从而恢复噎食者的呼吸功能。

2. 如果患者心脏停止搏动，迅速采取正确的急救措施至关重要。应立即进行胸外心脏按压，同时提供氧气支持，直到患者能够完全自主呼吸。

3. 在成功将吸入的食物取出后，关注并采取相应的措施，以防止可能的并发症，尤其是吸入性肺炎。

4. 在面对噎食者牙关紧闭或抽搐，无法用手指轻松掏出呼吸道中异物的情况时，可以考虑使用一些辅助工具，比如筷子、牙刷等坚硬物，以撬开噎食者的口腔，进而将异物取出。

如果采用正常的方法，无法有效取出患者口腔中的食物，可以将患者的腹部俯卧于凳子上，使其半身悬空，然后用力按压其腰背部。这一步骤旨在通过改变身体的姿势，促使膈肌猛然上移，从而产生强烈的气流，迫使肺内的气体猛烈外冲。

三、噎食的急救方法

在老年人群中，吃东西噎食致死的情况时有发生。为了应对噎食的紧急情况，美国学者海姆里斯创造了一种非常实用的急救方法，该方法被命名为“海氏急救法”。

1. 当噎食者意识清醒时，施救者应站在其身后，将双臂环抱噎食者，采用立位或坐位姿势。施救者一只手握成拳头，拇指突出关节顶住患者腹部正中脐上部位置，另一只手摊开，手掌压在拳头上，然后快速、有力地向内、向上推压冲击腹部，重复操作大约 10 次。这一操作旨在通过快速而有力的腹部压迫，推动被卡住的物体从气道中排出，解除窒息。

2. 当因噎食而导致昏迷倒地时，应让患者采取仰卧位。在急救过程中，首先，施救者要骑跨在患者髋部，以确保稳定的位置。其次，判断患者是否有自主呼吸。如果患者没有呼吸或仅有间歇性或异常呼吸，请迅速寻求专业医疗救助并开始做心肺复苏术。在执行急救时，可以间隔一段时间后重复操作，直到噎食者出现咳嗽，气流自然将堵塞物冲出呼吸道。

在噎食紧急情况下，冷静、果断的行动是拯救生命的关键。尽管以上急救方法可以提供初步的帮助，但在任何时候都应优先呼叫急救服务。及时的专业救助将确保噎食者得到最有效的治疗，最大程度地减少潜在的危险。同时，预防噎食是至关重要的，培养良好的饮食习惯可以降低噎食风险，确保个体的健康与安全。

突然失明了，要分清诱因再急救

随着年龄的不断增长，老年人的视力会逐渐下降，这是因为眼睛的结构和功能会随着时间的推移发生一些变化，导致视力出现问题。如果没有视力，将会失去观察一切美好事物的能力。最重要的是，生活每时每刻都需要双眼。但是，在现实生活中，老年人随时都会出现突然失明的现象，这可能是由多种原因引起的。

在医学上，人们将老年人突然失明的现象称为“视觉障碍”。这一症状的出现可能是疾病、眼部问题和神经系统障碍等多种因素的综合表现。老年人失明的原因包括但不限于白内障、青光眼、黄斑变性、糖尿病性视网膜病变等眼科疾病。此外，如果长期暴露在不良环境中或是缺乏适当的眼部保健，也会增加老年人视力问题的风险。

一、造成失明的原因

对于老年人来说，眼睛突然失明，往往是体质下降的显著表

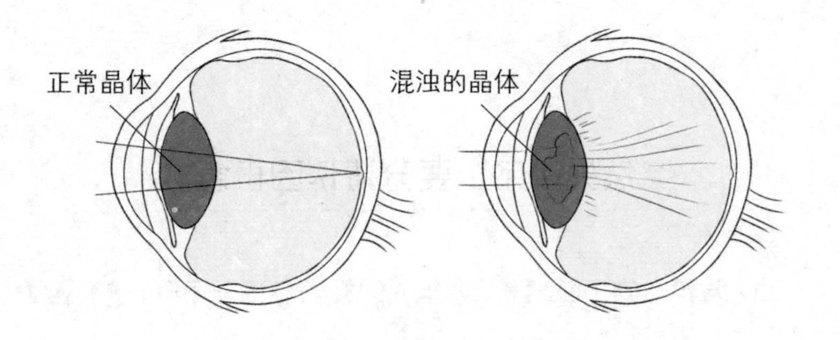

现，同时也可能是由于患上某些眼部疾病而导致瞬间失明。随着年龄的增长，体质逐渐下降，眼部功能也相应地受到影响。在分析的病症过程中，发现以下几种病症都可能会导致突发性失明。

1. 白内障

白内障是一种在老年人中常见的眼部疾病，随着全球老年人口的增加，白内障的患病率也逐渐上升。这一疾病的特征是眼球内的晶状体逐渐变得浑浊，使得光线无法正常穿过，进而影响到视觉。

2. 青光眼

青光眼是一种与眼压升高相关的眼部疾病，若不及时治疗，可能会导致视神经受损，最终引发失明。这种情况下，患者可能会在相对较短的时间内出现视觉方面的问题，如视野模糊、眼压

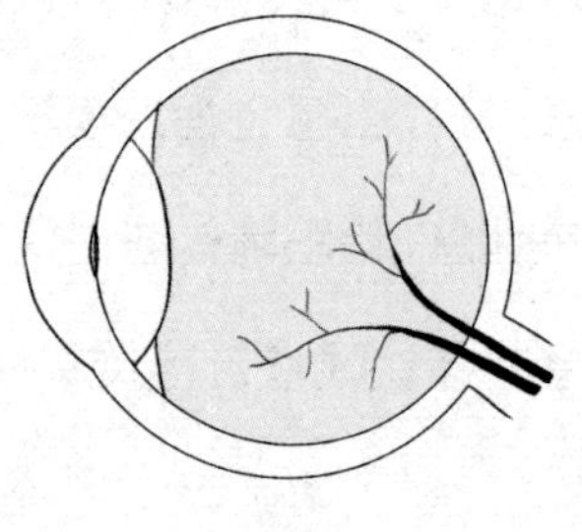

正常

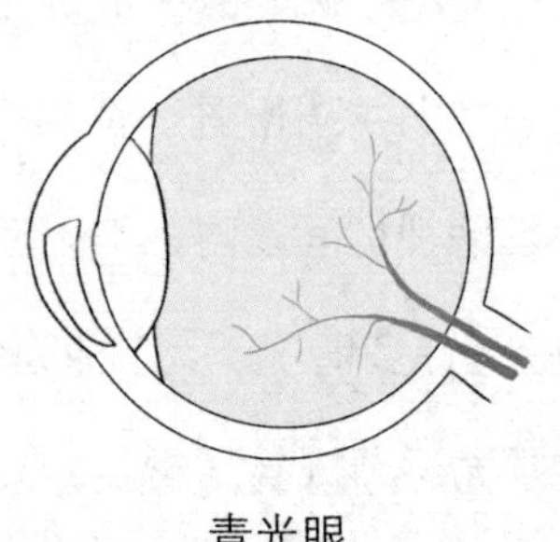

青光眼

剧烈升高等症状。

3. 黄斑变性

黄斑变性是一种与年龄相关的眼底疾病，会导致视网膜中央区域的损伤，严重时可引起失明。这种眼科疾病在老年人中相对较为常见，特别是那些长时间暴露在强光环境下的人。随着年龄的增长，黄斑区域的细胞可能会受到损害，尤其是黄斑部的色素上皮细胞。

4. 急性神经炎

患急性神经炎时，失明的风险会大大增加。中耳炎、牙龈炎、鼻旁窦炎、扁桃体炎、感冒、肺炎、糖尿病等，同样会引起急性神经炎，使神经传导作用受阻，导致失明，需要及时入院就诊。

二、失明后的急救处理

当出现失明的先兆时，及时采取措施是至关重要的，以确保保护视力并防止进一步的不适。一般来说，当感觉视力模糊或出现其他视觉问题时，可以选择坐下来休息，给眼睛一些时间来恢复。在许多情况下，这种简单的休息能够让眼睛自行缓解症状，使视力逐渐恢复正常。

除了依赖药物的治疗，还建议通过用手隔着眼皮轻柔地按揉眼球来辅助治疗。通过按揉眼球，可以有效地刺激眼部组织，促使局部血管扩张，增加血液供应，有助于缓解眼部不适感。通过促进血液循环，能够加速身体对药物的代谢和排泄，有助于提高治疗效果。

突然晕厥了，该如何急救？

老有所养，颐养天年是老年人真正的福气。但是，随着身体状况逐渐变差，最大的担忧之一就是出现一些意外状况。老年人总是不愿意闲下来，也许他们正在做某件事情时，就可能会遭遇突如其来的晕厥，导致意识的短暂丧失而倒地。

在这种情况下，无论是对老年人还是周围人，都可能会引发极大的焦虑和恐慌。医学研究表明，当人处于站立姿态时，如果心脏连续 2 秒未能得到足够的血液供应，就会出现头昏脑涨、四肢乏力等一系列症状，最终引起意外情况的发生。

一、老年晕厥的诱因

在日常生活中，老年人晕厥的现象十分常见，往往是由于血液循环受阻，导致脑部供血不足，从而出现晕厥。晕厥具有短暂性、突发性的特点。在老年人中，晕厥可能是由多种因素所导致的。

1. 脑性晕厥

随着年龄的增长，人们发生脑性晕厥的风险也会逐渐升高，尤其是在年事已高的人群中。脑动脉可能发生硬化并在血管内膜沉积脂质，增加血管的阻力，导致血小板黏附在血管壁，使得血液的黏稠度和凝固性增加，以致管腔狭窄，在增加活动量时很可能引发脑性晕厥。

2. 低血糖晕厥

血糖偏低反映了身体的营养状况不良。在日常生活中，一些老年人可能因为脾胃功能不佳，即便摄入大量食物，也无法有效吸收足够的营养，从而导致血糖水平下降。此外，部分老年人由于自身膳食习惯较差，饭量较少，也可能导致血糖浓度偏低。当血糖过低时，心脏、脑等重要组织器官无法得到足够的能量供应，使得稍微增加活动量时就容易出现晕厥的现象。

3. 心源性晕厥

某些老年人可能患有高血压、冠心病等慢性疾病，这些疾病对心血管系统的健康产生直接影响。饮酒过量、过度兴奋以及劳累过度等行为也可能引发一系列不良反应，其中之一就是导致冠状动脉供血不足，进而显著增加发生晕厥的风险。

4. 排尿性晕厥

老年人常常面临尿频和尿急等泌尿系统的常见问题，这些症状可能导致半夜多次起床上厕所。在夜间小便的过程中，一些老年人可能会因为头晕而导致摔倒，不过只要稍作休息便能恢复，这一现象可能与排尿时的生理变化有关。

二、晕厥跌倒的正确处理

如果老年人突然发生晕厥，可能涉及多种潜在的健康问题，包括但不限于心脏病、中风、低血糖等。在这种紧急情况下，正确的处理方法至关重要，可以挽救患者生命并减轻其症状。

1. 老年人晕厥跌倒后，千万不能随意乱动。众所周知，老年人的骨头十分脆弱。如果不慎跌倒，很容易引起骨折。老年人一旦摔倒后，如果感觉局部疼痛或者肢体活动不受控制，就有可能是骨折。这时候，如果旁人匆忙扶起，很有可能会加重损伤。所以，若是发现老年人晕厥摔倒，一定要做到就地治疗。

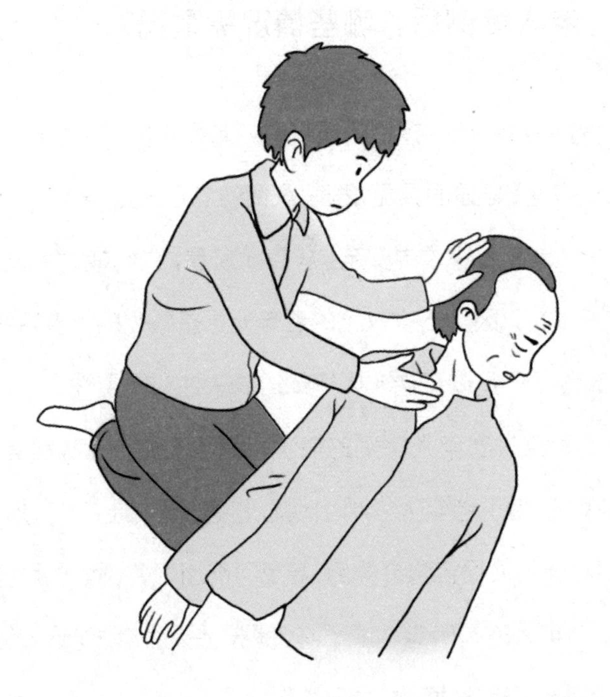

2. 老年人晕厥倒地且长时间无法清醒时，应保持冷静，采取适当的紧急处理。在出现昏迷的情况下，首先应将患者缓缓放平至仰卧位，然后解开领口，松开紧身的衣物，以确保呼吸道通畅。需要注意的是，切勿乱摇动患者的身体，应该采取原地救治的原则。

因此，老年人突然发生晕厥时，冷静、迅速的反应是关键。急救不仅可以挽救生命，还可以减轻患者的症状，提高康复的机会。通过合理的急救行动，我们能够为老年人的健康和福祉贡献一份力量。

老人摔倒后，哪些情况需重视？

现如今，面对老年人摔倒的情况时，扶还是不扶成为一个备受关注的社会问题。显而易见，扶起跌倒的老年人是一种基本的行为，但关键是怎么扶才更安全。从目前来看，跌倒成为我国伤害死亡的第四大原因。65 岁以上的老年人更是致死的首要原因。这个排名高居不下反映了老年人摔倒的复杂性和严重性。

为了正确应对老年人摔倒的情况，我们必须学会辨别老年人的身体状况。由于老年人容易出现心脏病、高血压病、低血糖等症状，因此老年人很容易会摔倒，甚至可能引发各部位的跌伤。同时，由于老年人的视听觉功能下降、腿脚不灵活、动作迟缓等，都会造成走路绊倒或被撞倒，导致跌伤。

此外，家庭环境的布局不合理、卫生间地面湿滑等因素，都是老年人跌倒的主要原因。之所以强调扶不扶或怎么扶的问题，是因为无论是老年人自己还是有其他人的帮忙，跌倒后都不要急于扶起，而是要格外谨慎，错误的扶助很有可能会导致进一步的伤害。我们可以根据以下五种情况，采取不同的处理措施。

第一种情况，如果没有其他人在现场，老年人不慎跌倒后，在确保环境安全的情况下，可以通过自身感觉和轻微活动身体来初步判断自己的损伤程度。如果发现跌倒后的损伤较为严重，应尽可能保持原有体位，同时积极寻找周边是否有他人，或者设法拨打急救电话，迅速寻求救援。

第二种情况，如果你是急救者，发现有老人跌倒，要轻轻拍打老人的双肩，并分别在耳旁两侧大声呼唤，判断老人是否还有意识。在这个过程中，要注意认真观察老人的反应，包括他的眼神是否有焦点、是否有言语回应等。

第三种情况，如果老人没有意识，要立即用 5～10 秒钟的时间观察其胸腹部是否有起伏，以判断是否存在呼吸。如果有呼吸，就不需要进行心肺复苏，而是采取“稳定侧卧位”，清理口腔内的呕吐物等，确保气道通畅。如果发现没有呼吸，就可能是心脏骤停，需要立即进行心肺复苏，并同时拨打急救电话“120”。

第四种情况，如果老人意识清醒，就要询问其跌倒的原因，然后观察并询问是否有头痛、恶心、呕吐、肢体无力、大小便失禁等症状，以判断是否由急性脑血管病引起。同时还要检查局部是否有疼痛、出血、青紫、肿胀、骨折等，及时采取简单的止血、包扎、固定等措施。

第五种情况，如果由外伤原因引起，如车祸、高处坠落，导致颈部、背部、腰部剧烈疼痛、局部压痛明显、疼痛部位肿胀、不能活动等，同时伴随肢体感觉减退或消失、肢体不能自主运动等症状，应考虑“脊柱脊髓损伤、外伤性截瘫”。此时切忌搬动老人，以免加重损伤，应立即拨打急救电话“120”，请求专业医护人员的处理。

经过这些初步检查后，如果老人的身体无大碍，可以将老人扶起来并移至安全地方休息，或者将其协助至就近的合适座位上。这时候，要注意动作轻缓，避免对患者可能存在的潜在伤害

不能强行移动病人的肢体

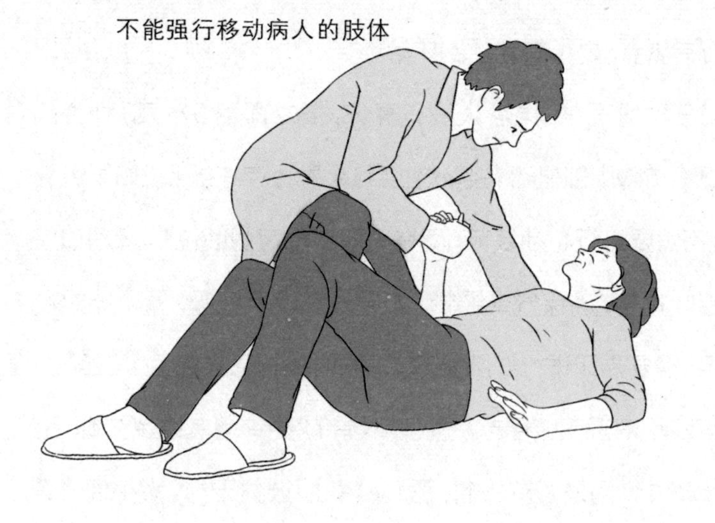

部位造成额外的压力。同时，要与老人进行简单的交流，询问是否感到头晕、身体是否有其他不适，以便更全面地了解他们的身体状况。

在整个急救的过程中，急救者都要保持冷静，以确保正确有效的操作。此外，及时采取正确的措施，有助于最大程度地减轻患者的症状，确保他们能够尽早获得专业的医疗援助。急救不仅是在发生紧急情况时提供帮助，更是一项需要细致入微和专业知识的任务。因此，急救者的冷静和专业，是确保老人得到及时救治的关键。

吃错了药，第一时间怎么办？

随着年龄的增长，老年人的生理机能逐渐减退，记忆力也可能出现明显的减退。这一现象使得老年人更容易在用药过程中犯下错误，比如服用错误的药物或剂量，甚至忘记是否已经服用过。这种记忆力减退和认知能力下降的特点，增加了老年人发生药物中毒的风险。

药物中毒，是一种普遍存在的风险。药物中毒主要分为吃错、过量和过期等药物的多种情况。老年人由于身体代谢逐渐减慢、肝功能下降以及多种药物使用的增加，药物中毒的发生频率相对较高。

除了一般的药物中毒情况，一些老年人由于神经系统的衰老，可能同时伴随精神上的疾病，这使得他们更容易出现服药过量、滥用或误服等不当用药情况。因此，在应对老年人药物中毒时，急救措施的重要性不可忽视，有时甚至可以成为拯救老年人生命的关键。

一、引起药物中毒的情况

1. 阿片类药物

此药物具有镇痛、止咳、麻醉的作用，主要包括阿片、可待因、吗啡等药物。轻度急性中毒患者表现为头痛、头昏、恶心呕吐、兴奋或抑制等症状；重度中毒患者则更为严重，表现为昏迷、瞳孔呈针尖样大小、高度呼吸抑制等症状。

2. 巴比妥类药物

此药物具有安眠、抗痉挛的作用。轻度中毒患者可能出现入睡但呼之能醒的症状，醒时可能表现为反应迟钝，言语不清；重度中毒的患者主要表现为昏迷状态、反射消失、呼吸浅慢，以及瞳孔可能呈缩小或散大的状态。

3. 安定类药物

此药物具有镇静、催眠、抗癫的作用，主要包括氯氮、安定、硝西泮等药物。急性中毒患者表现为头晕、头痛、醉汉样表情、嗜睡、知觉减退或消失等症状；重度中毒患者则表现为昏迷休克、呼吸困难、抽搐、瞳孔散大、呼吸和循环衰竭等症状。

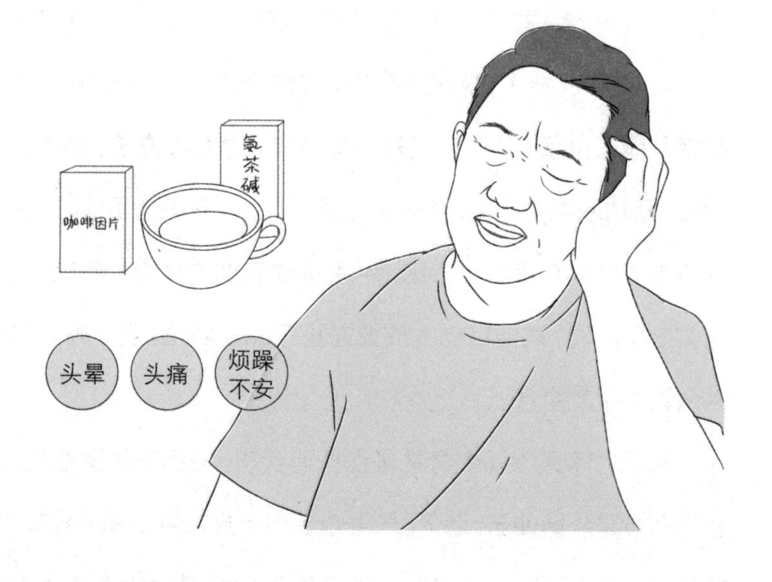

4. 氨茶碱

此药物具有强心、利尿、扩张支气管平肌的作用。如果其静脉注射的量大、浓度高、速度过快，可能会引发一系列严重的反应。这包括但不限于头晕、心悸、心律失常、惊厥以及血压急剧下降等症状，甚至会突然死亡。

二、药物中毒的应急处理

1. 如果老人由于药物中毒出现昏迷，应迅速使其平卧，以确保呼吸通畅。在这个过程中，要仔细观察老人的面色。如果面色出现苍白，则可能是血压下降，应取头低脚高位；如果面色发红，

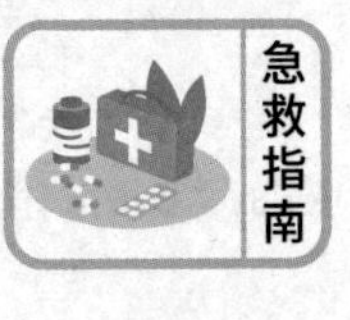

则可能是头部充血，血压增高，此时应取头高脚低位。同时，还要注意保暖，有条件的可以检测一下老人的血压。

2. 如果药物经口腔进入体内，由胃肠道吸收引起中毒。在没有特殊禁忌的情况下，应立即采取催吐、导泄等方法。吃药的时间短，药物刚进到胃里，还未到达肠道，可以考虑使用催吐。催吐的方法包括刺激咽后壁，可以用手指或其他物体引发呕吐反应。在实施催吐时，需要将老人放置在稳定的侧卧位，避免呕吐物进入气管而引发窒息。

如果老年人出现中毒并呈现昏迷状态、抽搐等严重症状，或者患有食管静脉曲张、溃疡、严重心衰和全身极度衰竭等病情时，严格禁忌使用催吐。这样做是为了避免催吐过程中老年人发生

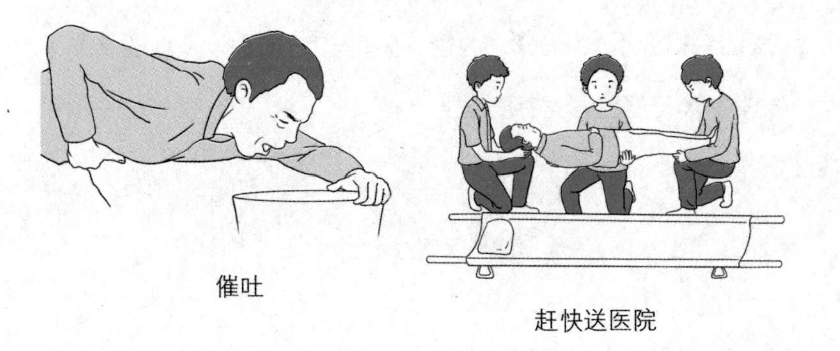
催吐　　赶快送医院

呕吐而导致窒息风险。同样，抽搐患者由于身体肌肉无法控制，也不适合采用催吐方法。在这些状况下，施行催吐可能会使患者病情加剧，并对其健康造成更严重的影响。

特别需要强调的是，对老年人服药问题，并非只有在达到中毒程度时才予以关注。在日常生活中，应该密切关注老年人的药物使用情况。对于那些患有慢性病的老年人，要及时根据病情和医嘱减量或停药。在用药的过程中，应该定期进行医学监测，以确保药物的有效性。通过定期的健康检查，可以更好地管理老年人的用药情况，从而提高他们的生活质量和健康水平。

突发心绞痛，急救两步法

在日常生活中，人们偶尔会出现一种难以忍受的感觉，胸口像被一把锋利的小刀绞动一样疼痛，这很可能就是心绞痛的典型症状。尤其值得注意的是，这一疾病在老年人中发生的概率更高。

通常情况下，心绞痛的疼痛集中在心前区，有时会蔓延至左肩和左臂，伴随着胸闷、气短、全身乏力、恶心、呕吐等症状。同时，还可能会出现颈部、咽部以及下颌不适的感觉。心绞痛的发生与冠状动脉粥样硬化狭窄有关，冠状动脉供血不足，引起心肌短暂的缺血和缺氧。在面对心绞痛时，及时分清疾病类型、了解症状并采取急救措施尤为重要。

一、心绞痛的疾病类型

1. 稳定型心绞痛

此病在一段时间内保持相对稳定，通常是由于过度劳累等因素引起。发病时，症状不会出现明显的变化，疼痛相对稳定，因此被归类为劳累性心绞痛。患者可能在活动或体力消耗增加时感受到胸痛，但在休息或使用硝酸甘油等药物后通常能够有所缓解。

2. 不稳定型心绞痛

此病包括触发性心绞痛、自发性心绞痛、猝死后心绞痛等，属于急性冠状动脉综合征的范畴。最显著的特点是病情发作极不稳定，病痛持续的时间相对较长，自发性病痛尤其具有高危险

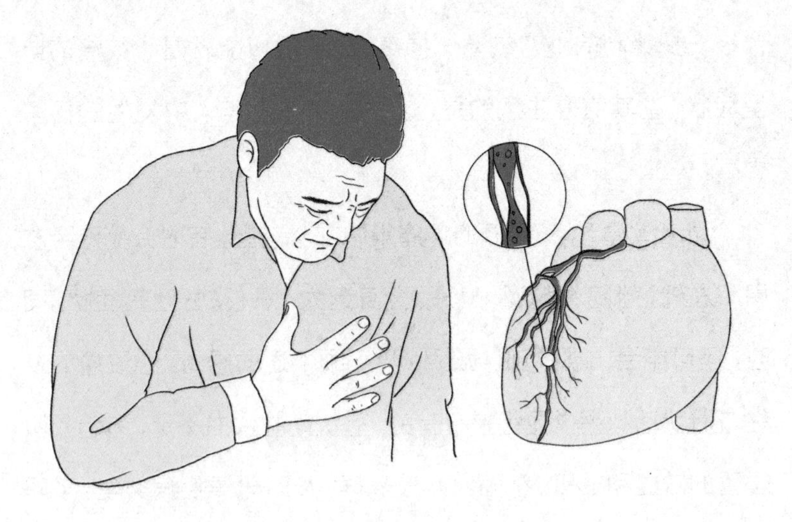

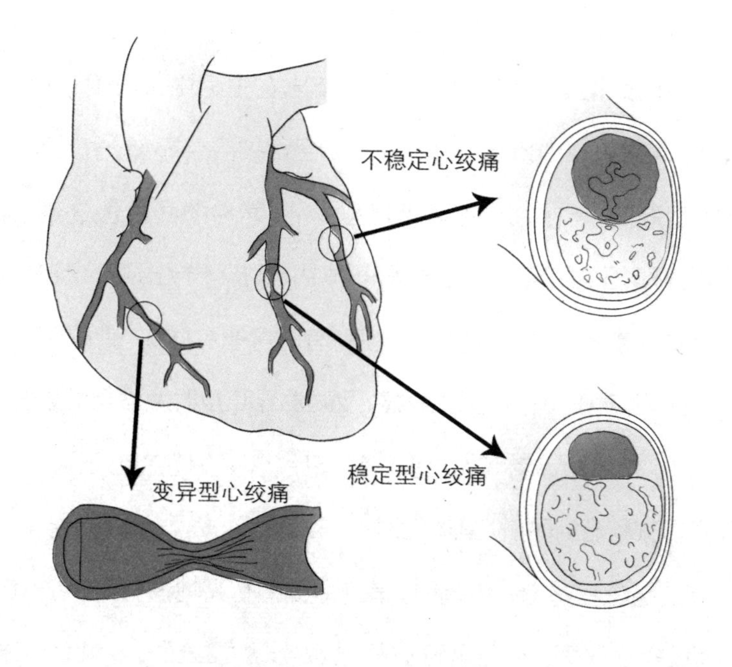

性。如果不及时处理，可能会演变为心肌梗死，严重危及生命。因此，不稳定型心绞痛在发作时需要紧急处理，以避免发生严重的并发症。

在处理不稳定型心绞痛时，及时就医是至关重要的。医生会进行心电图、血液检查等检查，以评估患者的状况。治疗方法包括药物治疗、冠状动脉介入手术等，具体取决于病情的严重程度和患者的整体健康状况。通过有效的管理，不仅可以降低不稳定型心绞痛演变为更严重疾病的风险，也可以提高患者的生存率和生活质量。

二、心绞痛的急救处理

统计数据显示，超过 1/3 的老年人在生活中会出现心绞痛症状，通常表现为胸部不适，有时甚至可扩展至腹部。尤其是在年龄较高的人群中，当疼痛难以忍受时，常伴随面色苍白、全身冒汗、呼吸困难等症状。在严重病例中，患者可能出现意识丧失，甚至发生晕厥、抽搐等危急并发症，有时可能会导致心肌梗死。

因此，对于不稳定型心绞痛，及时发现和及时就诊至关重要。在家中，如果发现老年人出现心绞痛症状，了解急救方法可以争取到紧急救治的时机，具体应对方法如下。

1. 当患者感觉心绞痛时，请立即卧倒在原地，并且停止一切活动。紧急时刻，务必迅速拨打急救电话“120”，寻求专业医

心绞痛发作时

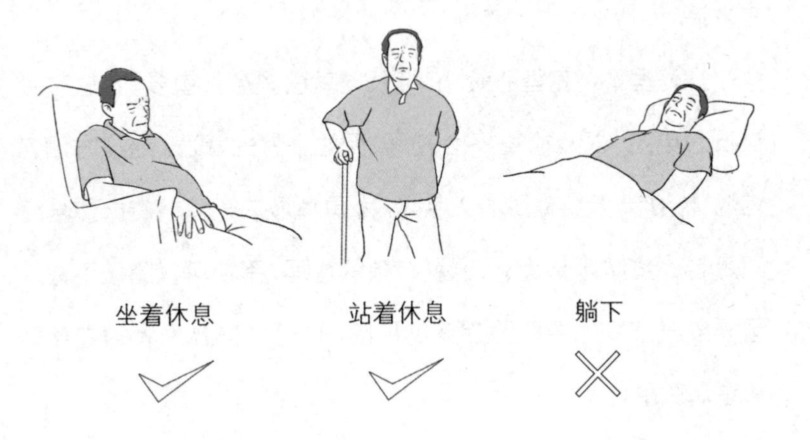

疗救助。这样的迅速反应可以帮助患者减轻症状，并确保及时得到专业治疗。

2. 在患者感觉心绞痛的情况下，迅速将其移动到通风良好的位置，确保有足够的新鲜空气。同时，要保持患者的呼吸通畅。若患者出现呼吸困难，应立即松开领口，若有氧气瓶可供使用，及时提供氧气支持。若口腔内有呕吐物，务必迅速清除，以免阻塞呼吸道。在处理这一紧急情况时，保持冷静也是至关重要的。

因此，在突发心绞痛的危急时刻，我们必须认识到这是一种严重的心血管紧急状况，是一场对生命的紧急挑战。通过保持冷静、迅速行动以及展现专业的急救反应，我们可以为患者创造更多的机会。因此，提升对心血管疾病的认知水平，加强应对突发状况的能力，对于我们每一个人来说都至关重要。

第七章
已病人群急救，以“不变”应“万变”

疾病的症状往往表现出难以预测的特点，有时会突然出现，有时会迅速恶化。比如心肌梗死、尿结石、突发哮喘、高血压、急性阑尾炎等疾病。在特殊人群中，这些疾病的发生率居高不下，急救的重要性也愈发凸显。

对于已病人群的急救，我们要学会以“不变”应“万变”。无论是在家庭、工作场所还是在公共场合中，只有我们掌握了急救技能，才能在紧急情况下从容、果断地行动，最大限度地减少疾病带来的不可逆损害。

心肌梗死，是不是大病？

心肌梗死，是一种严重的心血管疾病，其在医学上被视为一种重大疾病。近年来，心肌梗死愈发成为社会关注的焦点，其死亡率较高。从个人行为来看，心肌梗死是由于自身不良的生活方式和其他危险因素共同作用而产生的。比如，高血压、高血脂、糖尿病等慢性病病史，都明显地提高了心肌梗死的风险。

从社会层面来看，减少心肌梗死发病率的关键是宣传心血管疾病的防控知识，提高公众对健康生活方式的认知。通过教育，引导人们养成良好的生活习惯，不仅可以改善整体健康水平，也可以降低心血管疾病的发病率。因此，通过深入了解心肌梗死的症状表现及急救措施，让人们能够更全面、更有针对性地应对这一疾病。

一、心肌梗死的症状表现

1. 最初的症状表现为强烈的疼痛感，特别是在清晨时可能还会出现心绞痛。这种疼痛常常极具持续性，有时可能持续数小时之久。患者常伴有恶心、呕吐以及上腹部的胀痛等症状。在这

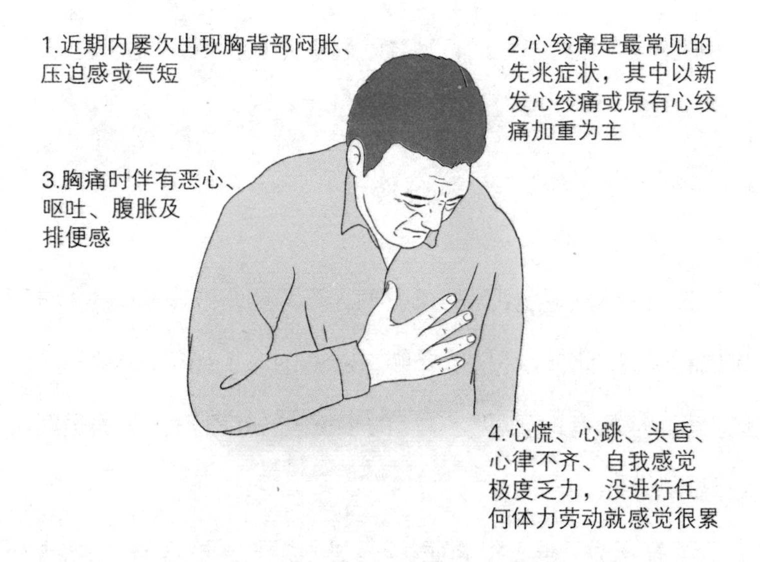

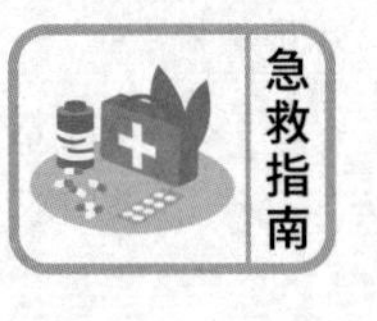

些症状发作的过程中，患者会出现全身冒汗的生理反应。除了疼痛感之外，患者还会产生烦躁不安、恐惧感、胸闷以及呼吸急促的感觉，让患者有一种濒死的感觉。

2. 全身发热，心律失常，心率过快或过慢等症状的综合出现，构成了一种复杂的临床表现。患者的脉搏可能会出现“漏跳”现象，使整个心脏节律显得异常。同时，还会出现白细胞增高与血沉增快的症状，一般在 14 个小时后会出现全身发热症状，高热持续时间较长，常会持续 7 天左右，随后才逐渐开始缓解。

3. 这一疾病在发病后的多日里逐渐演变，最终可呈现出严重的低血压症状。患者可能经历难以忍受的头晕、乏力和虚弱感。在病情恶化的情况下，患者可能会陷入休克状态，这时昏迷、倒地，失去意识。这一阶段的临床表现可能更加危急，甚至可能导致心跳停止，最终不可逆转地导致患者死亡。

二、心肌梗死的急救措施

1. 在面对心肌梗死的情况时，请尽量保持冷静，避免过度焦虑和烦躁。此外，尽量选择躺在舒适的床上休息，避免过度活动。静心放松有助于保持身心的平衡，也有利于症状的缓解和康复。

2. 在积极处理心绞痛症状时，建议及时采取措施。若出现呼

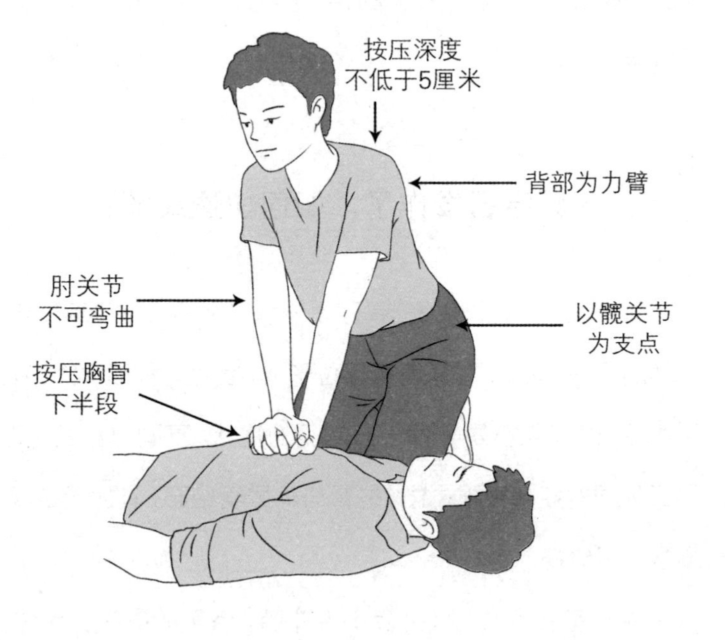

吸困难，可使用氧气瓶进行吸氧，以缓解症状。同时，务必迅速寻求帮助，拨打急救电话，等待专业医护人员的及时救援。

3. 在医护人员到来之前，如果患者出现昏迷和抽搐，这可能是心脏即将停止跳动的征兆。在这种紧急情况下，需要谨慎而果断地进行心肺复苏。包括胸外心脏按压和人工呼吸，这有助于维持氧供应，延缓心脏停搏的进程，并在专业医护人员到达之前提供关键的生命支持。

心肌梗死到底是不是大病？答案是肯定的。心肌梗死对患者的生命健康构成了极大的威胁。在医学科技不断进步的今天，我们可以采用多种手段预防和治疗这一疾病。重视健康生活方式、加强定期体检、及时采取医学手段干预，都是守护心血管健康的有效途径。通过全社会的共同努力，为人们创造一个健康安全的生活环境。

尿结石发作了，如何快速缓解?

尿结石，即泌尿系统结石，是一种广泛存在的疾病，通常在人体的肾脏、膀胱、输尿管等部位形成，因而也被简称为结石。在泌尿系统中，结石是一种十分常见的症状。不同部位的结石，会引起不同的症状表现，尤其是肾与输尿管结石，其症状多表现为剧烈的肾绞痛。

对于患者来说，不仅会令人痛苦，还可能影响日常生活和工作。

具体来说，肾绞痛是由结石在输尿管中移动时引起的，会导致强烈的腹部或腰部疼痛，有时疼痛感可能放射到下腹部和生殖器区域。这种疼痛往往是阵发性的，会严重影响患者的生活质量。此外，肾结石还可能导致尿液中出现血尿，这是因为结石刺激泌尿道黏膜而引起的。因此，深入了解导致尿结石形成的病因及应对措施，有助于迅速缓解尿结石引起的疼痛。

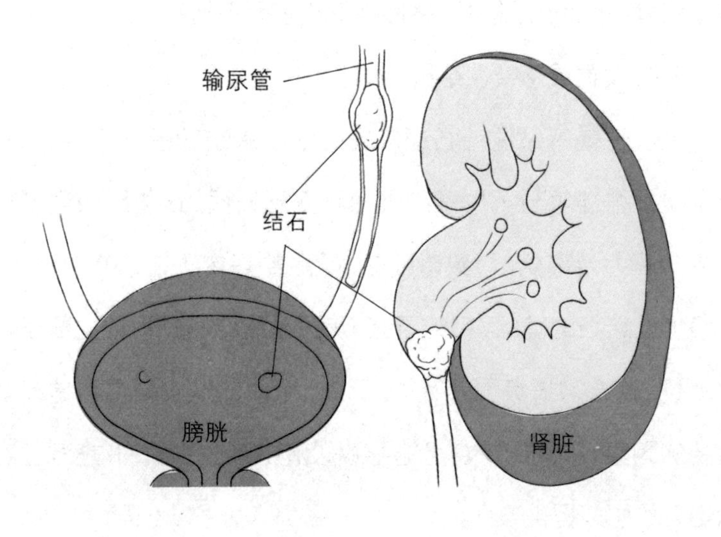

一、引起尿结石的常见病因

泌尿系统结石是泌尿系统中最为普遍的疾病之一。通过对患者群体进行调查发现，相对于女性而言，男性更容易受到其影响。这表明男性更易于患泌尿系统结石，揭示了性别在该疾病发生上的一定差异。尿结石的发病原因涉及多方面，主要包括以下两种常见病因。

1. 代谢性泌尿系统结石

代谢性结石是最常见的结石种类，主要是因为体内或肾内代谢发生紊乱，从而促使了结石的形成。这种类型的结石包括但不限于甲状腺功能亢进、特发性尿钙症导致尿钙增高、痛风导致尿酸排泄量增多等情况。在代谢性结石中，尿液中的某些物质超过饱和度，进而形成结晶，并最终形成坚硬的结石。

2. 继发性或感染性结石

继发性或感染性结石通常是由泌尿系统细菌感染导致的，特别是那些能够分解尿素的细菌和变形杆菌。这些细菌通过将尿素分解为游离氨，导致磷酸盐、碳酸盐等物质在尿液中聚集，最终形成结石的基础。归结原因，泌尿系统结石的形成主要与地理环境、饮食习惯等因素有关。另外，个体的饮食习惯也是一个重要的因素，不同的饮食可能导致尿液中某些物质的过度沉淀，为结石的生成提供条件。

二、尿结石发作时的应对措施

1. 如果患者有结石症，在急性发作时冷静的态度和温暖的安慰至关重要。让患者多饮水，可以有效缓解胀痛感，促进尿液的流动。此外，还可以用热毛巾热敷下腹部，有助于放松肌肉，缓解疼痛和不适感。在这个过程中，要注意毛巾避免过热，以免造成烫伤。

2. 如果患者出现血尿，要以温和的态度安慰患者，避免患者过度紧张和焦虑，让其自然放松，并积极配合救治措施。在观察血尿的表现时，如果尿色呈鲜红，且伴有血块，这可能表明出血较为严重，需要紧急处理。在这种情况下，应该立即将患者送往医院进行救治。

3. 如果患者出现脓尿现象，需要密切关注其病情。首先，要定期监测患者的体温，体温的变化可以为医护人员提供重要的信息。其次，需要及时留取尿液并进行化验，以准确地判断患者的病因，并采取相应的治疗措施。

总体来说，在尿结石发作时，可以立即采取一些措施来缓解症状。饮水、适度运动、热敷等方法都可以在短时间内缓解这些症状。但是，对于长期或严重的情况，建议及时就医，接受专业医生的诊断和治疗。此外，通过综合的预防和治疗措施，我们可以更好地保护泌尿系统的健康，远离尿结石的困扰。

突发哮喘，急救措施不可少

哮喘，是一种常见的慢性呼吸系统疾病。对于老年人而言，突发哮喘可能是一场直接威胁生命的紧急状况。子女在关心老年父母的健康时，应特别重视老年人突发哮喘的紧急情况。哮喘发作时，老年人可能会陷入窒息的境地，这是因为呼吸急促和呼吸困难气道受阻所导致的。

老年人突发哮喘的原因多种多样，可能与支气管和肺部疾病有关，也可能与心血管疾病有关。在哮喘发作时，老年人可能会出现喘息、呼吸急促、胸闷等症状。因此，在处理老年人突发哮喘这一紧急情况时，需要全面了解哮喘的具体症状，并根据其症状采取不同的急救处理。

一、哮喘类型及症状

哮喘是一种慢性炎症性疾病，其发病涉及多个因素，包括但不限于劳累过度、过敏、感染以及心律失常等。这些诱发因素的复杂交互可能导致支气管哮喘和心脏性哮喘两种主要类型的发生。

1. 支气管哮喘

这种类型的哮喘在发作前通常会出现明显的征兆和特定的诱因。这些诱因包括吸入过敏原或刺激性气体，比如花粉、灰尘

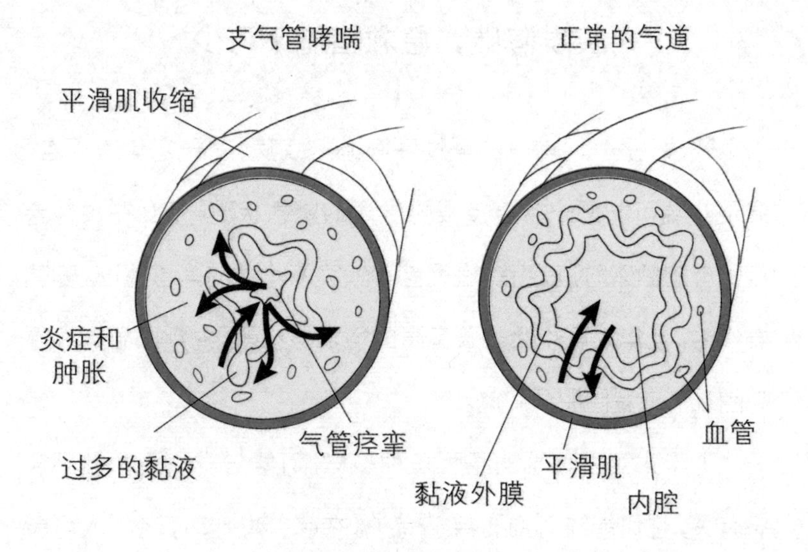

等；也可能是由食物过敏引发，比如海鲜、牛奶、花生等。此外，使用药物不当也可能会引发过敏反应，导致哮喘症状的恶化。

支气管哮喘的发病呈现一定的季节性，在季节交替时，大气湿度和温度的波动会引起空气中的过敏原浓度变化，这种变化容易导致支气管痉挛和炎症，最终引发哮喘发作。轻微的哮喘症状可能会随着时间的推移而逐渐缓解。但是，这种缓解往往是暂时性的。

2. 心脏性哮喘

这种类型的哮喘与心脏疾病有关，可能并非由呼吸道问题引起，而是因为心脏问题导致液体积聚在肺部，使患者出现哮喘症状。了解哮喘的不同类型和诱发因素对有效管理和预防哮喘发作至关重要。

心脏性哮喘往往无法找到明显的病因。患者会感到明显的呼吸困难，不得不端坐，以便于呼吸。这种情况伴随着一系列症状，比如冒汗和咳嗽。当病情加重时，患者的口唇可能会出现发绀，面色呈现青灰色。经过长时间的咳嗽后，患者可能会咳出大量白色或粉红泡沫状痰。

二、哮喘病的急救处理

1. 突发哮喘时，患者会陷入紧张、恐惧和焦虑之中。这时，急救者需要保持冷静，不要惊慌失措，要守护在患者身旁。此外，

哮喘急救四步法

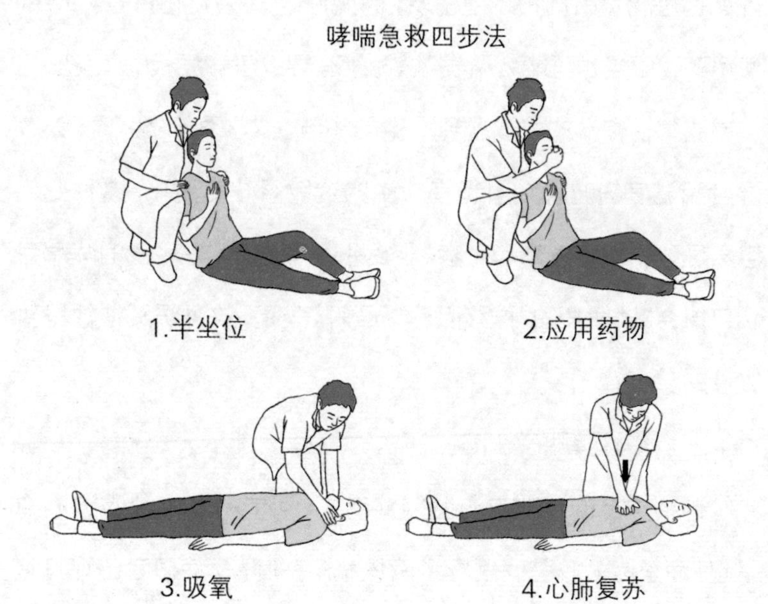

还需要尽力安慰患者。通过温暖的语言和关怀的态度，减轻患者的恐惧情绪。

2. 如果患者的衣物过紧，及时解开衣扣尤为关键。这有助于减轻患者呼吸的压力，提高空气的流通性。如果患者出现咳嗽并咳出泡沫状痰，要及时清理干净，以免堵塞呼吸道。同时还要避免煤气、油漆等刺激性的气体刺激，为患者营造一个安静、整洁的环境。

3. 在哮喘突发的状况下，患者常感觉到背部发胀、发凉。为了缓解这种不适感，急救者要帮助患者按摩背部，保持血液循环通畅，以减轻局部的不适感。通过轻柔的按摩手法，可以缓解由哮喘引起的不适。

4. 如果患者丧失了清醒的意识，首先，应该立刻拨打“120”急救电话，采取原地急救的原则。其次，让患者取蹲位或坐位，把头抬高，双臂微展，保持呼吸道的通畅。再次，要保持患者身体的相对平稳和舒展，有助于维持正常的呼吸模式。最后，不要盲目地将患者背送到医院，以免压迫患者胸腔，造成呼吸不畅和缺氧。

5. 如果哮喘发作比较严重时，可能表现为面部皮肤发绀，嘴唇变得乌紫。在这种情况下，急救者应该立即给患者提供吸氧。吸氧的目的是防止患者因缺氧而引发窒息，保障其呼吸道通畅。

综上所述，正确的急救措施不仅能在突发哮喘时挽救生命，还可以为患者提供更好的康复机会。哮喘虽然是一种慢性疾病，但在紧急情况下，我们每个人都有可能成为拯救他人生命的英雄。通过加强自身急救知识，我们能够更好地应对突发状况，为身边的人提供更及时、有效的帮助。

出现高血压，该如何应对？

目前来看，高血压已被确认为一种慢性疾病，尤其在老年人群中愈发成为一种普遍的健康问题。一旦患上高血压，就可能会引发多种严重的心脑血管疾病，包括但不限于心肌梗死、脑卒中、心力衰竭等，这些并发症对患者的生命和生活质量造成了重大的威胁。

医学研究表明，高血压的发病因素极为多样，包括先天遗传因素、饮食习惯、精神心理等多方面因素，都有可能诱发高血压。先天的基因遗传可能会增加患病的风险，而不健康的饮食习惯、高盐饮食、缺乏运动等生活方式因素也被认为是高血压的常见诱因。同时，心理压力、精神紧张等精神心理因素也与高血压的发生和发展密切相关。

一、出现高血压的情形

1. 高血压患者伴有脾气急、肝火旺的特征。对于初次患上高血压的人群，如果不注意控制情绪，一旦受到外界的刺激，血压

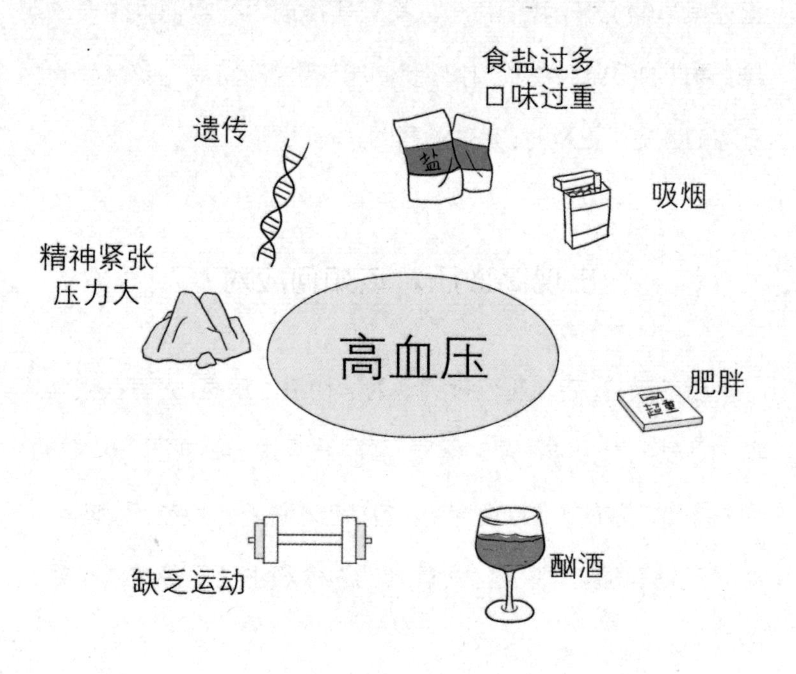

就有可能会急剧上升。此外，老年高血压患者对环境适应力较差，受到刺激后也更容易发生血压急剧升高的情况。在血压升高的情况下，及时服用降压药物是必要的。但是，如果服药后效果还是不显著，就应该及时就医。

2. 饱餐后或急行时，出现心慌、憋气、胸闷等症状，可能是由于冠状动脉供血不足引起的。这种情况常见于饱餐后胃肠道血流量增加以及急速运动时，这两种情况都可能导致冠状动脉缺血，最终引起血压骤升。在这种情况下，可以考虑使用硝酸甘油，以缓解症状。如果症状没有得到明显缓解，建议及时就医，避免导致心肌梗死等更为严重的后果。

3. 当出现上述症状，如果高血压达到比较严重的程度，血液在心脏内的流通可能受到明显的阻碍。初期时可能并不会有明显的症状，但达到一定程度，患者就会感觉胸闷气短，尤其在夜间可能出现阵发性的胸闷和气急，甚至在躺下时无法平卧，只能坐立以减轻症状。病情严重者可能会出现呼吸困难、全身水肿等症状。当出现上述症状时，意味着心脏已经受到影响，严重时要及时入院就诊。

二、高血压的应对措施

1. 如果患者出现心悸、气短，口唇发绀，肢体活动受限，并伴有咳嗽出现粉红泡沫状痰，这可能是急性左心衰竭的紧急状

高血压急症急救法

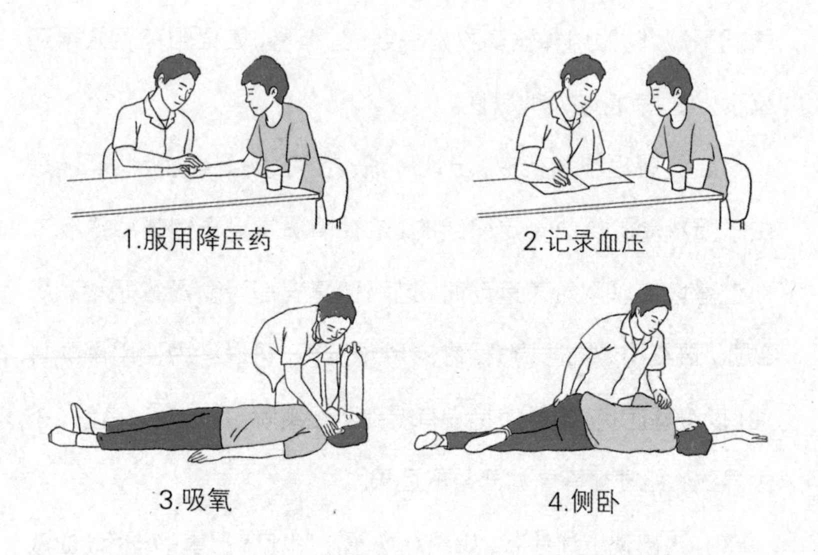

况。此时，要确保患者保持坐立姿势，双腿自然下垂。同时，还要立即为患者提供氧气，并迅速寻求医护人员的支援。

2. 如果患者出现血压骤然升高，伴有恶心、呕吐、剧烈头痛、心慌气短等症状，并且出现视物模糊时，可能正处于高血压脑病的急性阶段。此时，要让患者立即卧床休息，服用降压药物，并做好心理疏导。在紧急情况下，应立即拨打“120”急救电话，等待急救人员的救援。

3. 如果患者由于过度兴奋或劳累过度而出现心绞痛时，严重者可能会导致心肌梗死或急性心力衰竭。在这种情况下，要通过安慰患者，缓解其紧张情绪，并进行休息调养。同时，要等待急救人员的及时救援。

4. 如果患者发病时伴随脑血管意外，常见症状不仅包括头痛和呕吐，还可能出现严重的意识障碍或肢体瘫痪。此时，应该让患者平卧，并将头偏向一侧，有助于维持通畅的呼吸道，减轻脑部的压力。随后，立即拨打急救电话。

不难看出，高血压的控制是一项漫长而持久的工程，而急救措施只是应对急性状况的临时手段。通过积极的生活方式管理和定期的医疗监测，我们能够更好地预防和控制高血压，减少心血管疾病的风险。在这个过程中，个体的自我管理和与医疗团队的密切合作都至关重要，只有全社会共同努力，才能更好地守护心脏健康。

急性阑尾炎犯了，怎么办？

阑尾位于盲肠的末端，一直以来被认为是一种失用性器官。但科学研究说明，阑尾在免疫系统中能够发挥一定的作用。但是，当正常人的阑尾发生感染并导致炎症时，就会出现阑尾炎，这是一种相对常见的急性疾病。由于致死率低，因此没能引起人们的重视。

根据症状的不同，可以将阑尾炎分为急性阑尾炎和慢性阑尾炎两种类型。其中，急性阑尾炎的症状包括剧烈而持续的腹痛，这可能是由于阑尾的感染和炎症引起的。患者可能还会经历发热，体温升高是炎症反应的一部分。恶心和呕吐也是急性阑尾炎的常见症状。这些症状通常在短时间内迅速发展，强调了急性阑尾炎的分类、症状及应急处理的重要性。

一、急性阑尾炎的分类

1. 老年急性阑尾炎

随着社会老龄化，老年人口增多，急性阑尾炎发病率上升。老年人患高血压、高血脂、心脏病等增多，免疫系统减弱，导致阑尾壁变薄、血管硬化。老年人患急性阑尾炎更复杂，致死率相对较高。与年轻人相比，老年人患急性阑尾炎可能表现出不同的临床特点，如阑尾穿孔缺乏疼痛感。多患慢性病的老年人，阑尾炎症状可能被掩盖，易误诊或延误治疗。在老年人中，急性阑尾炎

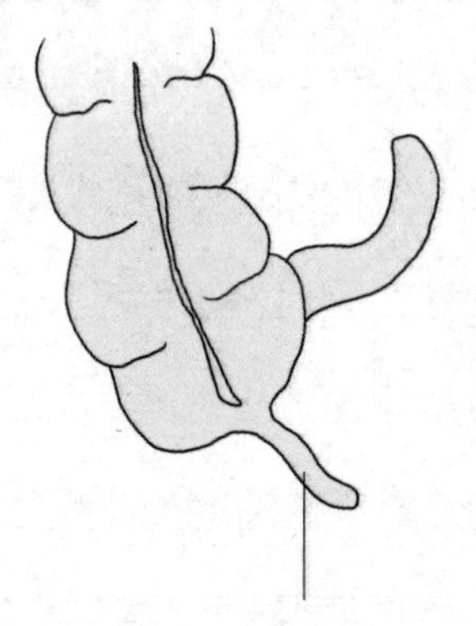

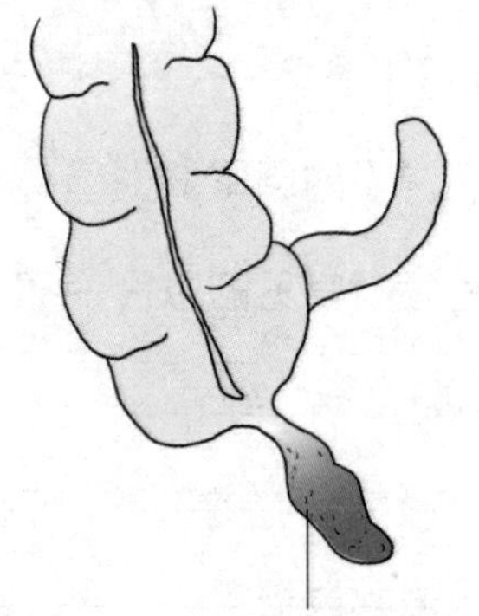

早期诊断尤为关键，以避免错过最佳治疗时机。

2. 小儿急性阑尾炎

小儿急性阑尾炎表现为病情迅速、病重、穿孔率高，尤其1岁以下婴幼儿发病多导致穿孔。随着年龄的增长，穿孔风险也会逐渐减少，但5岁时发病穿孔概率约50%，因此治疗紧迫。小儿急性阑尾炎发展可能会导致弥漫性腹膜炎，引发危险并发症。如果不及时入院进行专业治疗，这些并发症甚至会威胁生命，需高度重视。

3. 妊娠期急性阑尾炎

怀孕期间患急性阑尾炎风险高，致死率为一般人群的2%左右。阑尾炎可能会导致胎儿死亡，增加治疗的复杂性和风险。治疗方案需根据妊娠期阶段调整。早期建议尽快切除阑尾，中期同样推荐手术治疗，降低并发症风险。晚期手术可能会导致早产或胎儿死亡，医生需综合考虑，尽可能选择保守治疗以减少手术风险，保护胎儿健康。

二、急性阑尾炎的症状表现

1. 急性阑尾炎发作时，患者通常会经历腹部疼痛的过程。一开始，疼痛可能位于上腹部或肚脐周围，这种初期的痛感可能并不十分剧烈，且疼痛的位置并不固定。通常在几小时后，疼痛感会逐渐集中在右下腹部，而且疼痛感也会逐渐加剧。不过，也存

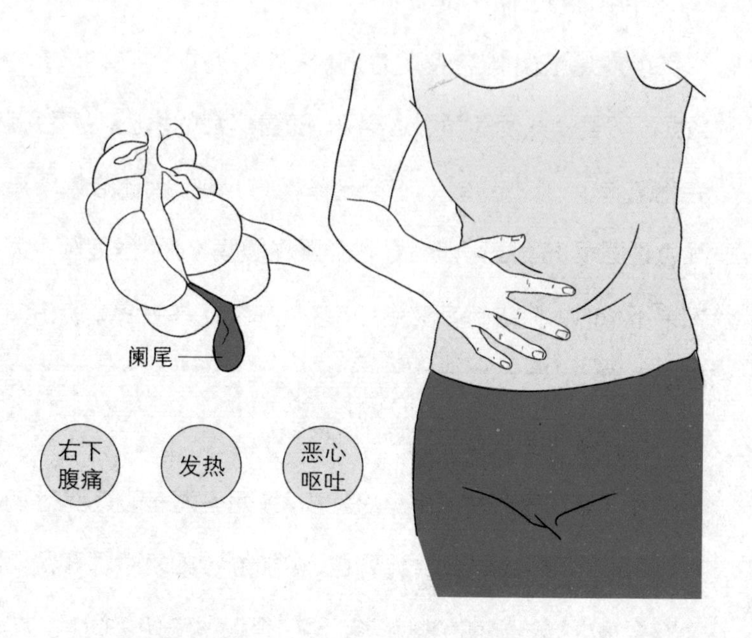

在部分患者在疾病初期就出现右下腹疼痛的情况。

2. 急性阑尾炎在早期通常呈现多种症状，包括头痛、头晕、恶心和呕吐等表现。患者可能感到全身乏力，伴有一种害怕寒冷的感觉。除了全身症状外，患者还可能出现腹泻或便秘的症状，进一步加重了对病情的不适感。

三、急性阑尾炎的应急处理

1. 如果阑尾炎患者突发剧烈腹痛时，首先要立即停止进食任何食物，并保持卧床休息。这有助于减轻腹部的压力和不适感，避免加重症状。其次，在感觉到剧烈腹痛时，可以采用左侧卧位。左侧卧位有助于减轻腹部压力，减缓可能引发阑尾炎疼痛的影响，并有助于舒缓患者的不适感。

2. 如果患者出现头晕和呕吐症状时，采取适当的急救措施是至关重要的。在这种情况下，应该将患者的头部轻轻地偏向一侧，以防止呕吐物阻塞呼吸道，从而减少窒息的风险。通过将头部偏向一侧，有助于确保呕吐物流出口，而不会误入气道。

3. 如果患者出现休克现象，要让患者保持平卧姿态，用枕头等将下肢稍微垫高，使头部稍微偏低，注意要清除口腔中的呕吐物，以使患者能够顺畅地呼吸。经过一系列急救后，迅速送入医院就诊，以进一步确定病情，采取相应的治疗措施。

急性阑尾炎作为一种普遍存在但具有一定危险性的疾病。针对不同年龄和生理状态的患者，制定有针对性的防治策略显得尤为关键。通过加强对阑尾炎的全面认知，我们能够在公众中提升对这一疾病的警觉性，从而更加积极地预防、辨别和治疗，为患者减轻痛苦并降低潜在的健康风险。

牙齿被磕掉了，正确护理最关键

随着人们对健康的重视程度逐渐提高，尤其是牙齿问题成为备受关注的难题之一。其中，包括虫牙、蛀牙和牙周炎等常见问题。在日常生活中，无论是意外摔倒还是遭受意外撞击，都有

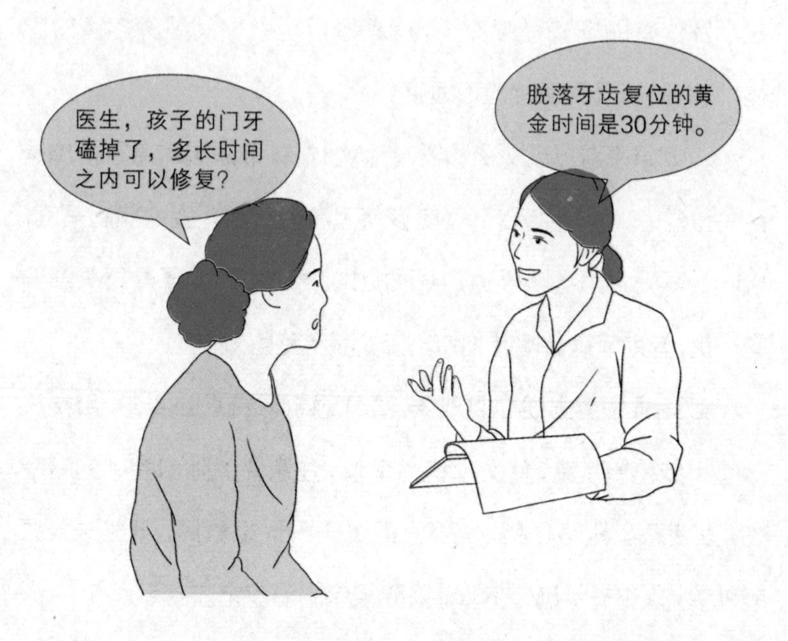

可能会导致牙齿被磕掉的情况。这种意外事件往往会给人们的口腔健康带来极大的困扰。

对于牙齿被磕掉的问题，如果能够在 30 分钟内进行紧急复位，成功再植的可能性将高达 90%。尤其是刚刚脱落的牙齿，及时且正确的复位被视为是最为关键的步骤。如果牙齿在口腔外保留的时间太久，再植的成功率将会大幅度下降。因此，对于牙齿被磕掉这一突发情况，要懂得一些相关的急救方法和再植后的护理方法。这不仅有助于减轻患者的痛苦，还能最大程度地保护口腔健康。

一、牙齿被磕掉后的急救方法

1. 寻找掉落的牙齿

牙齿被磕掉后，必须保持冷静，第一时间寻找掉落的牙齿。其次在寻找牙齿的过程中，不要用力捏住牙齿的根部，而应轻柔地捏住牙冠的那一端，最大程度地减少对牙齿周围组织的损伤，保证再植的成功率。

2. 冷静冲洗

如果发现掉落的牙齿较脏时，可以用凉水轻轻冲洗，但时间不要超过 10 秒，以防止牙齿过度暴露在外界环境中，从而减少外界微生物的侵害。此外，也不要使用手或布擦洗牙根，以防损伤牙周膜。

3. 湿润保存

可以把磕掉的牙齿用湿毛巾包好，也可以将磕掉的牙齿浸泡在牛奶中，因为牛奶中的营养物质对保存细胞活性具有重要作用。在执行湿润保存时，须注意选用干净的湿毛巾，将牙齿轻柔地包裹起来，避免过于紧绷，以防损伤牙齿表面或结构。

4. 避免干燥

如果将牙齿保存在水或者干燥的环境中，效果往往不会很理想。因此，在保存时切忌使用纸张、干布等包裹牙齿，以免加速其脱水和失活的过程。尤其是在野外等紧急情况下，可以考虑将掉落的牙齿放回口腔中含着，然后尽快到医院就诊。

二、牙齿再植后的护理方法

1. 避免硬力外伤

牙齿再植后，要尽量避免再次遭受外部硬力的影响。在日常生活中通过采取一系列预防措施，可以减轻对再植牙的额外损伤。

2. 保持口腔清洁

使用软毛牙刷进行定期刷牙，因为软毛能够有效清洁牙齿表面，且不会损伤牙龈。每次刷牙都不得少于 5 分钟，确保充分清洁所有牙齿的表面、舌苔以及口腔的其他部分。

3. 定期配合复查

为了确保牙齿再植后的全面康复，定期复查是很重要的一环。按照医生的建议，患者应定期前往医院进行复查，以确保牙齿的康复进程得到及时监测和调整。

4. 注意饮食事项

在维护牙齿健康的过程中，避免咀嚼过硬的食物，以免对牙齿造成额外的压力。选择口感柔软的食物，有助于牙齿的稳定和康复。

5. 正确的刷牙方式

掌握正确的刷牙方式，对保护患牙及其周围的牙齿至关重要。此外，还需采用温和的手法，使用适量的牙膏，以避免对再植牙造成不必要的损伤。

正确刷牙方法

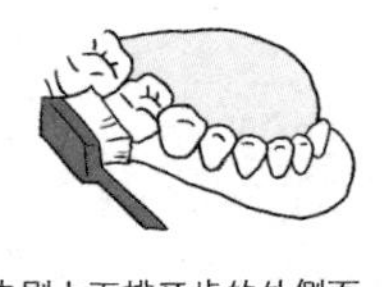
1.先刷上下排牙齿的外侧面

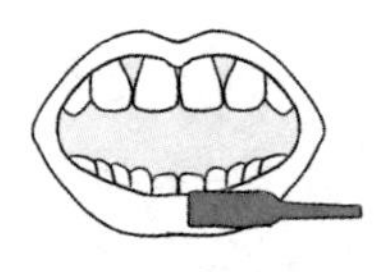
2.刷上下牙齿外侧时，从右往左

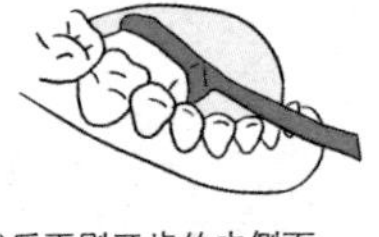
3.然后再刷牙齿的内侧面

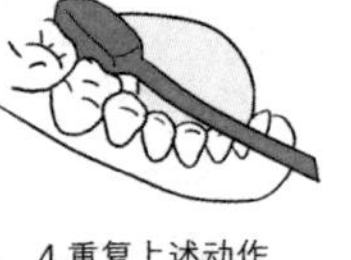
4.重复上述动作

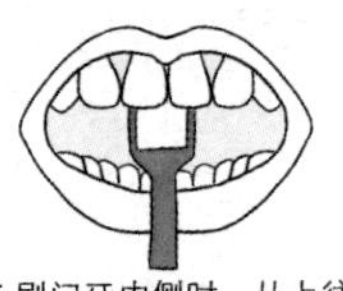
5.刷门牙内侧时，从上往下

在面对突发情况下牙齿的处理，迅速采取行动、接受专业医疗干预、实施日常的预防措施，都是确保口腔健康的关键。通过积极地采取这些急救方法和护理方法，能够最大程度地保护口腔健康，维持牙齿的正常功能，为口腔健康提供全面的支持。